DE L'ART
DE SE GUÉRIR & DE SE BIEN PORTER

ou

DE L'ALLIANCE
DE LA MÉDECINE & DE LA RELIGION

Dans le traitement des maladies et dans
le soin de la santé

PAR

L'Abbé J. CROZAT

Curé de Saint-Martin-d'Uriage

> Il appartient à la Religion de
> seconder la Médecine dans le
> grand œuvre de la guérison des
> maladies et de l'amélioration des
> santés.

PARIS

CHARLES DOUNIOL & Cⁱᵉ, ÉDITEURS-LIBRAIRES
29, rue de Tournon, 29

1873

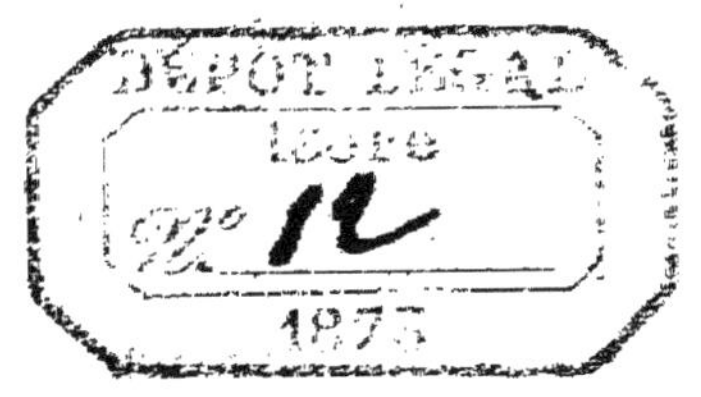
DÉPOT LÉGAL
Isère
N° 12
1873

DE L'ALLIANCE

DE LA MÉDECINE & DE LA RELIGION

T 19
284

Typographie & lithographie RIGAUDIN & LASSAGNE,
rue Servan, 8, à Grenoble.

DE L'ART

DE SE GUÉRIR & DE SE BIEN PORTER

ou

DE L'ALLIANCE

DE LA MÉDECINE & DE LA RELIGION

Dans le traitement des maladies et dans le soin de la santé

PAR

L'Abbé J. CROZAT

Curé de Saint-Martin-d'Uriage

> Il appartient à la Religion de seconder la Médecine dans le grand œuvre de la guérison des maladies et de l'amélioration des santés.

PARIS

CHARLES DOUNIOL & Cie, ÉDITEURS-LIBRAIRES

29, rue de Tournon, 29

1873

BIBLIOTHÈQUE NATIONALE

DÉDIÉ

A Messieurs les Baigneurs d'Uriage.

Quand nous visitons un pays, nous aimons à goûter de ses fruits et à emporter, comme souvenir, quelques-unes de ses productions. C'est à ce titre que nous offrons ce petit volume à Messieurs les Baigneurs et que nous les prions d'en vouloir bien agréer l'hommage.

Six mille étrangers viennent tous les ans demander aux eaux salutaires d'Uriage la santé ou du moins un adoucissement à leurs maux. Puissent ces quelques pages favoriser encore les effets puissants du traitement médical suivi par eux, contribuer à la guérison de leurs maladies et peut-être révéler à quelques-uns le secret de jouir sagement et de vivre longuement et heureusement !

Uriage, ce 15 janvier 1873.

J. C.

AVANT-PROPOS

M. J. Droz, dans son livre de la *Philosophie morale*, a dit : « Il appartient à la médecine de seconder la morale dans le grand œuvre de l'amélioration des hommes. »

C'est là une heureuse pensée qui a inspiré et dirigé, dans leurs travaux, plusieurs savants médecins, et qui a été ainsi, au milieu du positivisme matérialiste et de l'indifférence religieuse de notre époque, le principe d'efforts courageux et puissants qui ont mis les sciences médicales au service de la religion et les ont fait concourir au triomphe de la vertu sur le vice.

Nous nous sommes demandé, de notre côté, si la proposition du philosophe moraliste n'est point susceptible d'être renversée, et s'il n'appartient pas aussi à la religion de seconder la médecine dans l'œuvre difficile autant que nécessaire et glorieuse de la guérison des maladies et de l'amélioration des santés.

Certes, malgré les immenses progrès des sciences naturelles, malgré la prospérité et le bien-être matériel, les souffrances et la mort ont récemment rempli de larmes et de deuil les villes et les campagnes, et ont semblé porter un défi aux inventions modernes et à l'orgueil insensé qui prétend élever le laborieux édifice du bonheur humain sur la connaissance et sur la jouissance des seuls trésors de la nature créée.

Combien de fois, hélas ! ne rencontre-t-on pas d'intéressants malades répétant avec un douloureux accent : « Nous avons consulté les médecins les plus renommés ; nous avons scrupuleusement suivi leurs ordonnances ; tout est inutile contre des maux qui s'aggravent chaque jour. »

Parfois aussi, de la bouche de médecins sérieux qui croient encore à la science d'Hippocrate s'échappe avec tristesse ce désolant aveu :

« Nous ne savons plus que penser ; nos remèdes les plus héroïques échouent aujourd'hui, là où jadis ils opéraient des merveilles. » N'est-ce pas, Docteurs, pour ne prescrire qu'un traitement incomplet et pour ne pas attaquer le mal dans sa racine ? N'êtes-vous pas impuissants le plus souvent, parce que vous méconnaissez la vraie nature de l'homme et que vous ne le traitez qu'avec la lancette ou les médicaments phar-

maceutiques, comme s'il n'était qu'un composé matériel, organisé et vivant par les propriétés chimiques
des molécules qui le constituent; comme si toutes
les lésions de ses organes et toutes les altérations de
ses humeurs n'étaient que les effets de causes physiques et palpables? En un mot, vos prescriptions les
plus savantes ne sont-elles pas fréquemment ineffi-
caces, parce que vous n'y faites pas entrer l'élément
moral et religieux qui seul suffirait parfois à tarir le
mal dans sa source ?

Nous en sommes convaincu : les maladies ne sont
si nombreuses et si rebelles, que parce que, à la place
de la sagesse et de la vertu, c'est la folie de la passion
qui tient le gouvernail de la vie humaine ; la médecine
n'éprouve tant d'échecs fàcheux que parce qu'elle ne
tient pas assez compte de la nature morale et religieuse de l'homme ; et nous sommes persuadé que la
religion n'est pas moins capable de seconder ses efforts
dans le traitement des maladies corporelles, qu'elle ne
l'est elle-même d'aider celle-là dans le traitement des
maladies spirituelles.

N'est-ce pas là une vérité importante qu'il serait
utile d'établir et de mettre en lumière dans l'intérêt de
la société? Essayons donc de montrer l'origine de la
plupart de nos maladies ; par là, nous comprendrons
facilement l'insuffisance de la médecine à les guérir
par ses seules ressources. Etudions ensuite la nature
humaine dans ses besoins légitimes et dans ses vrais
instincts, et nous verrons que la religion doit complé-

ter par son traitement divin les prescriptions de la science, si l'on veut en assurer le succès.

Toutefois, nous nous garderons bien de vouloir écrire un livre complet; trop de questions délicates sur ce terrain répugnent à la plume du prêtre. Nous ne prétendons point non plus enseigner ceux qui déjà possèdent le savoir, il nous suffit de vulgariser des connaissances si utiles à tous les hommes. Du reste, nous ne dirons rien qui ne repose sur l'autorité des auteurs les plus recommandables en médecine, en physiologie et en théologie.

DE L'ALLIANCE

DE LA MÉDECINE & DE LA RELIGION

LIVRE PREMIER.

CHAPITRE PREMIER.

De l'influence de l'organisation corporelle de l'homme sur ses aptitudes morales.

Nous débutons par ce chapitre, afin de mieux faire sentir plus loin l'action réciproque des facultés morales et intellectuelles de l'homme sur sa constitution physique.

Nous sommes, en effet, composés d'esprit aussi bien que de matière ; c'est là une vérité que perçoit clairement notre sens intime, que nous démontrent évidemment l'unité du moi humain, le phénomène de notre pensée et la lutte de notre âme contre les penchants de notre chair, enfin que proclame hautement la foi de tous les peuples de la terre. Les doutes moqueurs et les négations dédaigneuses du matérialisme ne seront jamais

que des nuages passagers, dérobant seulement l'éclat
de la vérité à ceux-là surtout qui n'en veulent point.

Quoique constitué de deux substances absolument
différentes et même opposées dans leurs propriétés,
l'homme est une personne indivisible. Qu'il pense ou
qu'il digère, c'est toujours le même moi qui produit
et revendique deux actions si profondément diverses
et contraires.

Bien plus, le corps et l'âme sont en nous unis et as-
sociés d'une manière si intime qu'ils ne forment plus,
dans leur composition, qu'une seule et même nature,
la nature humaine.

« L'homme, dit le P. Liberatore, n'est pas un
composé quelconque de corps et d'âme, de chair et
d'esprit, mais c'est un composé substantiel, doué d'une
véritable unité, de sorte qu'il en résulte un seul être
humain qui subsiste et opère dans l'assemblage indi-
viduel des deux composants. »

« Notre vie, dirons-nous, avec le docteur Descuret, se manifeste par une infinie multiplicité d'actions;
mais aucune de ses manifestations n'est purement
physique ni purement spirituelle. »

« Accoutumez donc votre esprit, s'écrie le docteur
Gaubert, à l'indivisible alliance du moral et du physique ; considérez le principe matériel et le principe
immatériel, non comme des faits isolés, mais comme
une unité : rien en nous de purement spirituel ni de
purement corporel, tant que nous vivons. »

Avons-nous besoin d'expliquer ces paroles? Le docleur cité ne dit point que l'âme en elle-même n'est pas purement spirituelle et que le corps lui-même n'est pas purement corporel, mais bien que leur union intime et réciproque, en les constituant dans une unité mystérieuse, change profondément leur manière d'être et d'agir ; que toutes les actions appelées corporelles ne sont pas seulement produites par le corps seul et par une vertu purement corporelle, mais par le corps vivant de la vie que l'âme lui communique, et, pareillement, que toutes les actions dites spirituelles ne proviennent point de l'âme seule, mais de l'âme modifiée par le contact du corps.

C'est, en effet, ce qu'il ajoute en ces termes :

« La digestion, la respiration, la circulation entrent pour leur part dans le phénomène de la pensée ; tout comme la pensée, l'affection morale...., concourent aux fonctions purement végétales. »

Ne voit-on pas déjà par là l'immense influence que notre constitution physique doit exercer sur nos facultés intellectuelles et morales, sur notre esprit, notre caractère, notre humeur, nos goûts, nos inclinations, notre moralité, notre heureuse aptitude à la vertu et notre malheureux penchant au vice ?

En voulez-vous une preuve palpable ? Voyez ces hommes à la taille avantageuse, à la poitrine large et aux formes douces, gracieuses et bien exprimées ; ils ont le cœur volumineux, les poumons amples, le teint frais, la physionomie animée, les yeux vifs ; enfin ils sont, pour nous servir du terme physiologique, d'une

constitution sanguine. Eh bien, la prédominance de
leurs dispositions intellectuelles et morales est comme
déterminée par cette disposition organique. Doués
d'une mémoire heureuse, d'une imagination brillante
et d'une intelligence facile, ils sont spirituels, actifs,
généreux, bienveillants, francs, dévoués, courageux ;
mais aussi, comme revers de ces belles qualités, ils
sont superficiels, légers, inconstants, vaniteux et fortement portés à la sensualité, à l'intempérance et à la
volupté,

Mais voici l'homme bilieux : taille médiocre, formes
énergiquement accentuées et même rudes, visage sec,
teint basané et jaunâtre, yeux perçants, sourcils
épais, attitude fière ; ce sont là les signes extérieurs
qui dénoncent en lui un développement considérable
du foie et des organes digestifs. Sa constitution morale
et intellectuelle n'en est généralement qu'un écho fidèle. Il possède une grande puissance de conception,
une imagination ardente, un jugement ferme et solide,
une volonté de fer ; mais en retour, la défiance, la jalousie, la dissimulation, l'orgueil, la colère, la vengeance,
l'ambition, l'égoïsme, jettent le trouble dans sa vie et
lui inspirent parfois des résolutions fatales et criminelles.

Mais c'est chez les personnes nerveuses que l'organisation corporelle se répercute, plus fortement
encore, dans les dispositions de l'âme. Riches d'intelligence et de sensibilité, mais dominées par la
fougue d'une imagination folle, elles sont inquiètes,

méfiantes, impatientes, jalouses, changeantes, irritables à l'excès, tourmentées d'incertitudes poignantes,
exaltées dans leurs sentiments, « poussant la joie, dit
M. Descuret, jusqu'à l'extravagance, la douleur jusqu'au désespoir, l'amour jusqu'au roman, l'amitié
jusqu'à l'exigence la plus tyrannique, leurs espérances
jusqu'aux rêves dorés de l'ambition, la haine jusqu'à
la fureur. »

Bien différents sont les lymphatiques. Autant leur
pouls est lent et faible, leur peau lâche et décolorée,
leur regard flasque et languissant, autant aussi
leurs facultés intellectuelles et morales sont paresseu-
ses et pleines de mollesse et d'inertie. Ils sont calmes,
doux, humains, compatissants, simples, ennemis du
tumulte et des disputes. Mais ils sont froids aussi, in-
souciants, apathiques, étrangers aux grandes douleurs et aux grands vices, incapables des grandes
joies et des grandes vertus.

Ce qui démontre de plus en plus l'influence énorme
de nos dispositions organiques sur nos aptitudes et nos
inclinations spirituelles, c'est qu'à une lésion dans
nos organes et à une altération dans nos humeurs
correspond presque toujours une modification dans
nos idées, dans nos affections et dans notre caractère.
Ainsi, les maladies du foie, des intestins, de l'estomac, de la vessie nous rendent tristes, moroses, irritables, mélancoliques et misanthropes. Les paralyti-
ques ont constamment la larme à l'œil, les hydropi-
ques, les rumathisants et les goutteux sont presque

tous très-irrascibles et inabordables ; les poitrinaires conservent leurs espérances et se repaissent d'illusions, alors même qu'ils ont un pied dans la tombe.

Tandis que les personnes affectées de cancer appellent parfois la mort de leurs vœux, celles qui souffrent des maladies du cœur la redoutent et se tourmentent par de continuelles appréhensions. Chez un très-grand nombre de malades, l'imagination devient lourde et la mémoire est presque abolie, spécialement dans certaines affections cérébrales. Chez d'autres, au contraire, tels que les épileptiques et les hystériques, l'intelligence s'illumine et s'exalte, parfois momentanément, d'une manière remarquable.

Nous ne finirions pas si nous voulions rapporter tous les cas constatés où les aptitudes morales de l'homme se montrent sous la dépendance plus ou moins complète de l'organisme corporel. « Nos besoins, nos appétits, nos goûts, nos passions, dit un grand physiologiste, Richerand, sont du domaine de l'instinct; ils dérivent comme lui de notre organisation : retranchez un organe, vous diminuez la somme des besoins, vous privez d'un appétit l'animal que vous mutilez. »

Nos humeurs, nos nerfs, tous nos organes sont en effet constitués pour avoir des mouvements et des besoins conformes à leur destination. Les diverses sensations par lesquelles ils se révèlent et appellent la jouissance, sont donc instinctives, inhérentes à l'animalité, déterminées par les lois de l'organisme et indépendantes d'abord de notre raison et de notre volonté.

Dès lors, plus nos organes sont développés, nos humeurs abondantes et nos nerfs sensibles, plus aussi les besoins qui en procèdent sont exigeants et violents. Mais, au contraire, nos organes sont-ils faibles et comme atrophiés, nos humeurs aqueuses et froides, nos nerfs indolents et apathiques, nos penchants par-là même, sont tardifs à se manifester, patients à attendre et faciles à rassasier, et les sentiments de la jouissance sont doux, modérés, incapables d'enivrer et d'absorber l'âme qui garde toujours la possession d'elle-même. Concluons : Il est incontestable et incontesté, d'ailleurs, que la constitution corporelle exerce sur l'âme une immense influence et que le tempérament moral de l'homme dépend considérablement de son tempérament physique.

CHAPITRE II.

De l'influence des passions sur l'âme et sur le corps.

Considérés dans leur origine, nos penchants et nos besoins n'ont rien de désordonné ni d'immoral. Les satisfaire dans les conditions et dans la mesure voulues du Créateur, c'est faire, dans l'ordre de la Providence, des actes naturels, justes et légitimes.

Mais, hélas! il n'en est pas toujours ainsi. Parfois

nos inclinations se réveillent avec une violence redoutable. Bienheureuse est l'âme qui, elle aussi, se réveille à temps, les réprime et les soumet aux lois de l'ordre divin ! Toutefois, combien qui, dans leur aveuglement et dans leur faiblesse, s'arrêtent aux charmes de la tentation et subissent ainsi volontairement les assauts de leurs ennemis. Les insensés ! Par la connivence de leur esprit et par le concours de leur liberté, ils multiplient la force du premier mouvement ; bientôt la fièvre du penchant les envahit et se propage en eux sous la forme du désir. Mais le désir, à son tour, sollicite la volonté, et la volonté vaincue et subjuguée ne fait alors qu'une seule et même chose avec l'affection déréglée.

C'est là proprement alors la passion qui n'est qu'un besoin immodéré, devenu immoral par le consentement de la volonté dans des circonstances où elle devait le dominer et le renfermer dans les limites de la loi.

Or, la passion se fortifie et s'exalte par toutes les victoires qu'elle remporte sur la raison et sur la conscience. Plus elle se repaît de jouissances, plus elle est impérieuse dans ses élans ; l'habitude de régner en fait un tyran abominable à qui tout cède. « D'abord, dit le docteur Descuret, elle demandait seulement ; maintenant elle exige ; bientôt elle contraindra. »

Or, rien de plus triste et de plus horrible que les ravages que les passions exercent sur l'homme tout entier pendant ces trois périodes.

L'auteur de *l'Imitation de Notre Seigneur Jésus-Christ* nous dit : « L'homme qui a des désirs désordonnés commence par devenir inquiet. » Avez-vous, en effet remarqué ces âmes sur lesquelles soufflent les vents de la concupiscence aux mille formes? Vous ne retrouvez plus en elles cette fraîcheur et cet éclat de la pureté qui leur donnait tant de grâces, ni cette limpidité et cette sérénité délicieuses qui étaient l'indice de la paix et le témoignage du bonheur intime. Hélas! maintenant, elles ne laissent plus voir que leur trouble, leurs agitations, leurs tourments.

De la passion, comme d'un feu sombre, s'élève une épaisse fumée qui obscurcit l'intelligence et aveugle la raison. « Dans le délire des passions, dit Richerand, nous portons à chaque instant et sans nous en apercevoir des jugements faux dont l'exagération est le caractère. Un homme vivement effrayé rit lorsqu'il est revenu de sa frayeur. Voyez l'amant chez lequel la passion s'est éteinte : revenu des charmes qui longtemps le captivèrent, toutes les perfections dont l'objet de son amour lui semblait comblé se sont évanouies, le prestige enchanteur est dissipé ; peu s'en faut qu'il ne croie que cet objet n'est plus le même, tandis que lui seul a changé..... » Qui ne sait les soupçons téméraires, faux et injustes du haineux? Sa passion est, dans son esprit et dans son cœur, comme un prisme qui dénature les meilleures intentions, et interprète en mal les actions les plus louables de ses ennemis. Quand sa haine est étouffée, son erreur est évanouie ; il admire souvent ce qu'il avait abhorré.

C'est qu'en effet les passions n'émoussent pas seulement les sens; elles les exaltent parfois jusqu'à l'ivressse, au délire et aux hallucinations les plus étranges. En reprenant possession d'elle-même, l'âme reconnaît que rien de ce qu'elle croyait avoir vu et entendu, n'a réellement existé hors d'elle-même comme elle se l'était imaginé, que rien ne s'est passé et n'a eu de réalité que dans les folles ardeurs de son imagination fiévreuse.

Mais comme l'habitude des ténèbres affaiblit et même fait perdre la vue corporelle, ainsi l'habitude du vice finit par éteindre toutes les lumières de la raison et en vient à faire taire la conscience et à la rendre totalement insensible. Alors, entièrement abruti, l'esclave de ses passions n'hésite plus à tout sacrifier aux exigences de ses impitoyables tyrans.

Quand l'âme est ainsi défigurée et avilie, le corps a déjà reçu des atteintes meurtrières. « Car c'est une chose certaine, dit La Chambre, que le corps s'altère et se change quand l'âme s'émeut et que celle-ci ne fait presque pas d'action qu'elle ne lui en imprime les marques. »

En effet, « les diverses émotions de la joie, de la tristesse, de la colère, de la jalousie, de la peur et de la débauche, ajoute le docteur Descuret, nous dictent divers mouvements corporels, nous donnent une attitude extérieure particulière, contractent ou détendent de diverses manières les traits du visage. Que ces émotions se renouvellent souvent, leurs traces, d'abord légères, deviennent de plus en plus profondes et finissent par lui laisser une expression habituelle de laideur ou de beauté, qui est comme le reflet du caractère, c'est-à-dire de l'état le plus habituel de l'âme. »

Mais tandis que la vertu éclaire la face d'un reflet céleste, qu'elle l'illumine d'un rayon de beauté divine, l'un des premiers effets des passions, c'est d'assombrir le visage, de briser l'harmonieuse régularité de ses lignes, d'altérer plus ou moins profondément la pureté et la douceur de ses formes et de communiquer à ses traits une expression dure, heurtée, et parfois molle et lascive, hideuse et repoussante toujours.

« En général, dit l'auteur déjà cité, les passions modifient l'organisme de trois manières différentes, selon qu'elles l'affectent agréablement ou péniblement, ou bien qu'après lui avoir fait éprouver de la douleur, elles le laissent réagir contre la cause de ses souffrances.

« Les passions gaies, éminemment excentriques, poussent à l'extérieur du corps toutes les forces vitales; elles dilatent, elles épanouissent les traits du visage qu'elles colorent par l'affluence de la chaleur et du sang.

« Les passions tristes, au contraire, profondément concentriques, contractent la figure, dépriment les traits, font baisser la tête, et diminuent sensiblement la chaleur de la peau, à laquelle elles donnent un ton pâle, jaune ou plombé.

« Les passions mixtes retirent et concentrent d'abord le sang et l'énergie de la vie au cœur ; puis, réagissant avec véhémence, elles portent au dehors toutes leurs forces et éclatent avec violence. Telle est la colère chez les personnes robustes et bilieuses. »

N'est-il pas évident que ces mouvements du sang, que cette accélération ou ce ralentissement des battements du cœur, ces émotions vives, intenses, cet accroissement de chaleur et d'activité consument une quantité considérable de forces et abrègent la vie avec une rapidité progressive ? Les physiologistes constatent même que l'usure organique et la combustion vitale qui en résultent sont d'autant plus désastreuses qu'elles s'exercent sur des sujets plus sensibles et plus irritables, au moral comme au physique.

Du reste, les ravages cruels des passions s'inscrivent bien vite dans l'organisme humain par des altérations et des lésions douloureuses. « L'état morbide de l'âme, disent MM. Réveillé-Parise et Brachet, détermine promptement l'état morbide des organes. » Voici pourquoi :

Ubi stimulus, ubi fluxus, dit la science : où il y a stimulation et excitation, il y a aussi afflux et congestion de sang, d'humeurs, de chaleur, d'activité, de vie. Voyez l'homme que la douleur ou l'outrage jette dans un accès de colère : tout à l'heure, son teint était pâle ; ses nerfs, ses muscles, ses veines étaient à l'état de relâchement et de repos ; les battements de son cœur étaient naturels et réguliers. Sous le coup de la provocation, maintenant, il devient presque livide; son sang, refoulé au cœur et au foie, semble s'y être accumulé pour s'échauffer jusqu'à l'inflammation et pour se charger de bile jusqu'à l'empoisonnement. Que la réaction ne puisse pas se faire, cet homme peut mourir subitement, ou bien sa colère passe à l'état chronique, devient haine, et le ronge en peu de temps comme un feu invisible. Mais la réaction a-t-elle lieu, son cœur se met à battre avec violence; son sang est rejeté vers les poumons, aux extrémités et à la peau; ses veines se gonflent, ses nerfs vibrent avec véhémence, ses muscles se tendent et se raidissent. C'est, en premier lieu, une animation et une consomption de vie épouvantables. Or, que, sous l'empire de l'habitude, la pensée (car on sait que la pensée suffit souvent à exciter les passions), que les désirs et les actes renouvellent ces secousses et ces concentrations de chaleur et de vie sur un même point, les organes qui en sont le siége se développent d'abord outre mesure au préjudice des autres, dont les forces s'épuisent sans se réparer proportionnellement. Pendant que ces derniers s'étiolent, les premiers arrivent bien vite à un état de pesanteur, de gêne et d'embarras pénibles, douloureux. Toutes les énergies vitales sont là, ramassées; c'est l'origine et la cause de l'inflammation qui s'empare des tissus, de l'affaiblissement progressif qui en est la suite, de la suppuration et de la corruption qui en sont souvent la triste fin.

Voici, d'après le docteur Descuret, les lois suivant lesquelles les passions ébranlent notre système nerveux et minent notre constitution. Avons-nous un organe malade, c'est sur lui que la passion va retentir de préférence; de là, recrudescence de l'affection et de la douleur.

Existe-t-il une harmonie complète entre toutes nos fonctions, les passions gaies ébranlent et usent surtout les organes renfermés dans la poitrine ; les passions tristes agissent sur les viscères abdominaux ; les passions mixtes frappent d'abord ces derniers, puis réagissent sur les premiers.

Enfin, dans les individus doués d'une constitution fortement dessinée et accentuée, les troubles et les lésions varient selon les organes et les humeurs qui prédominent en eux.

« Que trois jeunes gens, par exemple, continue M. Descuret, l'un sanguin, l'autre nerveux, et le dernier bilieux, se livrent, dans les mêmes conditions, à un violent accès de colère : le premier aura, très-probablement, une congestion ou une hémorrhagie; le second, un spasme accompagné de mouvements convulsifs, et le troisième, un ictère ou un flux bilieux, précédé de coliques plus ou moins aiguës. »

« En conséquence, suivant le même auteur, l'étude de l'influence des passions sur les maladies, et réciproquement, peut conduire à la solution des deux problèmes suivants :

« Un individu bien portant et d'une constitution connue étant donné, quel genre de maladie éprouvera-t-il, s'il s'abandonne à telle ou telle passion ?

« Est-il malade? Quelle est, d'après les altérations survenues dans sa santé, la passion qui le domine actuellement ? »

CHAPITRE III.

De l'influence des passions sur l'homme individuel et sur les peuples.

Les passions nous donnent des plaisirs passagers et nous livrent à des peines durables. Le commencement de la douleur arrête et finit les joies de la volupté. Ce n'est pas seulement l'aiguillon du remords qui punit l'homme de ses désordres; l'aiguillon de la souffrance lui rappelle souvent que l'ordre moral et l'ordre physique sont unis par des liens merveilleux, et que l'on ne viole pas le premier sans porter, le plus souvent, le trouble dans le second.

« L'homme qui pèche en présence de Celui qui l'a fait, dit l'Ecclésiaste, tombera entre les mains du médecin. »

Ecoutons le Sauveur dans l'avertissement qu'il donnait au paralytique guéri : « Voilà que tu as été rendu à la santé, lui disait-il, garde-toi maintenant du péché, de peur qu'il ne t'arrive quelque chose de pire. »

Quelle est, en effet, la source la plus ordinaire et la plus abondante de nos maladies et de nos souffrances?

Le Créateur, dans l'amour éternel et infini qui lui a fait produire les hommes, ne s'est point proposé de les tirer du néant pour les jeter en pâture à la douleur et à la mort. Les Saints Livres nous apprennent qu'il les a formés, dans le principe, pour l'immortalité et le bonheur, et que c'est par le péché que la mort est entrée dans le monde avec tout son cortége de misères et de souffrances, et qu'elle a pu prendre possession de l'humanité tout entière.

Depuis la révolte du premier homme contre son Auteur, notre nature débilitée est *condamnée* à servir de proie à tous les maux et à finir par le trépas son court passage sur cette terre. C'est la raison pour laquelle souffrent et meurent les hommes les plus sages et les plus vertueux. Mais combien n'y en a-t-il pas aussi qui se font eux-mêmes, par leurs désordres, les propres artisans de leurs malheurs, se préparent, par leur assujettissement à leurs passions et aux plaisirs, une vieillesse prématurée, avec des infirmités et des souffrances cruelles, et précipitent ainsi la fin de leur rapide carrière ? Non, toutes les maladies ne viennent pas seulement de la chute originelle et de la caducité de la nature ; le plus grand nombre prend sa source dans les abus et les excès actuels des passions. Ne sont-ce pas les violentes émotions de l'amour qui engendrent ou développent, en vertu des principes dont nous avons parlé plus haut, la moitié des phthisies, tant acquises qu'héréditaires? L'intempérance est mère de la goutte, de l'hydropisie, des inflammations aiguës des intestins. Les maladies chroniques de l'estomac, du foie, du pancreas et de la rate, la mélancolie, l'hypocondrie, la manie du suicide, sont dues, le plus souvent, à l'ambition, à la jalousie, à l'envie, aux haines concentrées, à des affections contrariées, à de longs et profonds chagrins. N'a-t-on pas vu souvent ces mêmes passions produire rapidement des dartres rebelles, des démangeaisons, des érysipèles, des scarlatines, des urticaires, et les diverses autres altérations de la peau? Que de fois la frayeur et la colère n'ont-elles pas causé l'épilepsie, l'hystérie, la danse de saint Guy, les tremblements nerveux et toutes les variétés des convulsions? Qui pourra dépeindre l'horrible tableau des innombrables maladies qui ont la volupté et le libertinage pour origine? C'est là qu'est le principe, non-seulement de ces infirmités honteuses qu'il ne convient pas même de nommer, mais de ces ruptures d'anévrismes, de ces dépérissements et de ces consomptions, de ces affaiblissements et de ces troubles de la vue et des sens, de ces bourdonnements d'oreilles, de ces aberrations de la sensibilité, de cette paresse, de ces aigreurs, d ces douleurs, de ces crampes d'estomac, de cette surexcitation maladive du système nerveux, de cette hébétude et de cette insouciance qui s'emparent, à notre âge, de tant de personnes, au grand étonnement et pour la désolation de leurs familles et de leurs amis. La folie, l'apoplexie, les suicides ont, le plus souvent, leurs causes dans l'ivrognerie, la débauche, les accès de jalousie, d'orgueil, de fureur et de désespoir. Il n'y a rien de plus incontestable : les plus grands ennemis du genre humain, les pourvoyeurs les plus actifs et les plus terribles de la mort, ce sont les passions.

« Les plaisirs, dit Bossuet, ont amené dans le monde des maux inconnus au genre humain ; et les médecins nous enseignent, d'un commun accord, que les funestes complications de symptômes et de maladies qui déconcertent leur art, confondent leur expérience, démentent si souvent leurs anciens aphorismes, ont leur source dans les plaisirs. »

« Les vices moraux, c'est de Maistre qui parle, peuvent augmenter le nombre et l'intensité des maladies jusqu'à un point qu'il est impossible d'assigner, et réciproquement, le hideux empire du mal physique peut être resserré par la vertu jusqu'à des bornes qu'il est tout aussi impossible de fixer. »

« Dans notre état social, dit le docteur Virey, les passions et leurs suites désastreuses font peut-être périr plus d'individus que la peste, la guerre et la famine réunies, si l'on voulait tout compter ; car mille affections minent la vie sans relâche. »

« Et pour parler des maux qu'enfante le luxe, dit Tourtelle, combien de maladies ne voit-on pas éclore de l'inaction dans laquelle il entretient le corps et l'âme ; de ces dangereuses habitudes, que contracte le riche indolent, de ne respirer que l'air étouffé de ses appartements, de ne sortir qu'en voiture, de veiller la nuit et de dormir le jour, de n'user que d'aliments

succulents et de boissons spiritueuses, de se livrer sans
ménagement à tous les genres de voluptés, même les
plus criminelles, de l'ennui auquel le condamnent ses
richesses, et qui seul rend l'existence d'abord insipide,
et ensuite douloureuse et pénible, enfin d'une foule de
plaisirs factices qu'il substitue aux véritables jouissances. »

« Et, en effet, ajoute le docteur Debreyne, quelles
sources de peines, de chagrins et de maux physiques
sans nombre que ces spectacles, ces bals, ces jeux,
ces veillées énervantes, ces sensations exaltées, ces
émotions vives, ces passions ardentes, ces prestiges,
en un mot, de toutes les vanités et de toutes les illusions !!! Ajoutez encore le fastueux étalage des pa-
rures les plus mondaines, les enchantements d'une
voluptueuse et énervante harmonie, les entretiens éro-
tiques; bref, toutes les séductions et toutes les pompes
réunies et rehaussées par le vif éclat de mille flambeaux parfumés. Cette exaltation nerveuse et senso-
riale, sans cesse renouvelée, émousse, épuise la sensibilité humaine jusqu'à paralyser l'énergie musculaire,
et anéantit la puissance de l'innervation interne gan-
glionnaire et nutritive. De là, le collapsus général, la
langueur, la torpeur et l'affaiblissement de toute l'économie qui, ordinairement, succède à cette surexcitation nerveuse et à ces paroxymes de presque toutes
les passions..... Faut-il s'étonner, après tout cela, de
rencontrer tant d'êtres efféminés, cacochymes, pâles,
blafards, décolorés, étiolés, émaciés, quoique mangeant

souvent, mais ne digérant jamais. Aussi deviennent-ils rapidement la pâture de toutes les maladies. »

C'est ainsi que, pour les satisfactions qu'elles reçoivent, les passions enfantent la douleur. Le voluptueux s'endort dans l'enivrement du plaisir et il se réveille dans l'abattement, dans le sentiment d'une amertume inexpliquée et dans les transes de cent infirmités cruelles. En quelques instants d'émotions saisissantes et de voluptés véhémentes il consume des années de sage et douce félicité, et court à sa perte par un chemin semé de dégoûts, d'ennuis, de tortures morales et physiques.

Si, du moins, il payait seul les dépens de ses désordres et de ses excès ! Mais non, voyez ce que devient une nation qui a perdu la simplicité et l'austérité des mœurs, qui ne reconnaît plus d'autres lois que celles de ses penchants et de ses désirs, et se livre sans frein à l'amour de la richesse, du luxe et des plaisirs ! c'est une nation arrivée à la décadence intellectuelle, morale et physique. En perdant la vérité et la vertu, elle perd la force même de sa constitution corporelle.

Que dit l'histoire des Romains des 3°, 4° et 5° siècles de notre ère ? Que dira-t-elle des Français de notre époque ? Le poète n'en a-t-il pas dicté d'avance le jugement ?

Ecoutons-le :

Quelquefois, en touchant ces armures massives
Que les vieux arsenaux conservent pour archives,

Masses d'armes, brassarts, cuirasses, boucliers,
Que portaient, autrefois, nos aïeux chevaliers,
Nous sommes étonnés de ce harnais de guerre
Qu'à peine notre bras peut soulever de terre,
Et nous nous demandons si, chez l'homme d'alors,
La taille était plus haute et les muscles plus forts.
N'en doutons pas. Leurs fils, triste progéniture,
Ont déchu, par degrés, de force et de stature,
Et toujours d'âge en âge ils iront décroissant,
Grâce au germe de mort infiltré dans leur sang.
De là, vient cette race, infirme, abâtardie,
Ce peuple d'avortons, qu'attend l'orthopédie ;
De là, ces jeunes gens, déjà cadavéreux,
A la poitrine étroite, au front pâle, à l'œil creux,
Qui pensent rehausser leur type ridicule
En encadrant leurs traits d'une barbe d'Hercule.
De là, ces jeunes fleurs, ces vierges de seize ans,
Précoces réservoirs de mille maux cuisants,
Qu'on voit avec langueur se pencher sur leurs tiges,
En proie aux pâmoisons, aux vapeurs, aux vertiges,
Complices innocents que l'hymen doit unir,
Pour léguer des douleurs à la race à venir.

Qu'aurait dit Barthélemy, l'auteur de ces vers, s'il
avait été témoin de nos derniers désastres? On a si-
gnalé bien des causes de nos revers militaires dans
notre malheureuse guerre contre la Prusse : peu de
critiques ont voulu s'avouer à eux-mêmes l'une de
celles qui y ont le plus contribué. Quand la France a
demandé la paix, elle avait encore un million d'hommes sous les armes. Pourquoi cette immense armée a-
t-elle si peu répondu aux espérances qu'elle avait
données? Sans doute, nos jeunes gens étaient mal

équipés, mal armés, mal exercés, mal commandés.
Mais aussi, foulons aux pieds le sot orgueil national qui
nous a tant de fois aveuglés, et, avouons-le humble-
ment , ils ont manqué de courage moral, ils ont
manqué de force physique ; ils étaient, en grand nombre, incapables de supporter les privations, de faire
les longues marches et de résister aux fatigues qui
s'imposent habituellement aux armées en campagne.
Il n'y a pas lieu de s'en étonner ; l'on n'a pas et l'on
ne peut avoir du courage quand on ne sait pas résister à ses penchants et qu'on en subit honteusement la
tyrannie. Et puis la force de notre constitution baisse
depuis longtemps, pour une raison du même ordre. La
plante s'épuise et meurt pour produire sa graine.
L'homme, non plus, ne transmet pas sa vie sans en
consumer et sans s'en dépouiller par parties. Or, à
notre âge, le flambeau de la vie brûle et se consume
infiniment plus pour le mal que pour le bien. Immense,
horrible est.la part faite à la volupté ! Que reste-t-il
pour l'humanité ? Le vice honteux étouffe, dessèche,
dévore dans leurs germes des générations innombrables. Quels enfants peuvent encore avoir ces pères
minés par le libertinage, affaiblis, épuisés ? Et quelle
sera la progéniture de leurs fils, stigmatisés des marques de leurs désordres et accablés de leurs infirmités?
Il n'est que trop évident qu'une telle décadence mène
fatalement un peuple à une ruine irréparable. C'est
ainsi, du reste, que, dans l'histoire, nous voyons les
nations périr. Ne comptez ni sur la réflexion, ni sur la

sagesse, ni sur l'honneur, ni même sur l'instinct de la conservation pour les arrêter et les retenir sur les pentes de l'abîme. Elles portent un bandeau sur leurs yeux, et leurs cœurs sont frappés d'endurcissement et d'insensibilité. Il n'y a que la douleur inévitable et la misère prolongée, quand elles ne vont point jusqu'à la destruction, qui puissent retremper les caractères énervés et refaire les constitutions amollies et déjà atteintes de la dissolution.

CHAPITRE IV.

De l'insuffisance du traitement médical et pharmaceutique dans la plupart de nos maladies.

La médecine a-t-elle trouvé dans la nature matérielle, parmi les substances minérales et organiques, des remèdes efficaces contre ces altérations d'humeurs et ces lésions d'organes issues des désordres des passions ? Combien de gens le croient et sont dans une erreur capitale sur le rôle et la puissance de la médecine et de la pharmacie ! Ils s'imaginent volontiers que l'homme de l'art possède une puissance créatrice, qu'il peut, à volonté, rétablir des fonctions totalement abolies, recomposer des humeurs foncièrement altérées, refaire des organes usés et des tissus détruits. Pleins de cette naïve confiance, ils sont empressés, dans tous leurs malaises, de recourir aux disciples d'Hippocrate, d'en solliciter des prescriptions pharmaceutiques. Ils seraient désolés de souffrir et de mourir sans médecin et sans remèdes. Mais, Docteurs, prenez-y garde, ne conseillez pas la diète, la modération dans les jouissances, la vertu; vous ne seriez plus dignes de confiance. N'eussiez-vous à prescrire que des pilules *e micâ panis*, détrempées d'un mélange d'hydrogène et d'oxygène combinés, il faut qu'elles proviennent de l'officine de l'apothicaire. Pauvre humanité! quels ne sont pas tes travers et tes faiblesses! Ainsi sommes-nous faits; nous ne gardons notre confiance qu'à ceux qui ménagent et qui flattent notre amour-propre; nous ne voulons de conseils que ceux qui nous plaisent. Si, souffrant de nos désordres et de nos excès, nous recourons aux ressources de la science, il semble souvent que ce ne soit pas tant pour la guérison elle-même que pour le moyen que nous espérons trouver de pouvoir nous livrer impunément à nos inclinations et jouir sans contrainte. Nous aimons à croire que la médecine autorisera nos écarts et nos vices, et nous redonnera des organes et un tempérament capables de s'harmoniser avec nos habitudes chéries et de résister aux feux de nos passions.

Erreur funeste! Pour nous en détromper, écoutons le sage et modeste langage d'un médecin sérieux, du docteur Antonin Bossu : « Le véritable médecin, l'honnête homme, se borne à donner des espérances, à rassurer les parents. Ministre d'un art difficile, il sait qu'il ne guérit pas, que tous ses efforts tendent à

mettre le malade dans des conditions hygiéniques,
pharmaceutiques et diététiques, capables d'aider les
efforts de la nature, et qu'à cette dernière seulement
est réservé le grand et précieux avantage de la cure
des maladies. »

C'est vérité ; non, le médecin n'est point créateur ;
ce n'est pas lui qui a l'empire de la santé et de la
maladie, de la vie et de la mort ; son rôle (et il est
magnifique, il lui mérite la vénération et la reconais-
sance de l'humanité), son rôle est de connaître exactement nos organes, leurs fonctions, les perturbations et les altérations qu'ils peuvent subir, et les
divers moyens ou secours propres à seconder, à développer et à diriger nos forces naturelles dans le but
de prévenir, de combattre et d'éliminer le mal et ses
causes.

Mais l'organisme humain est-il entièrement usé et
déjà tombe-t-il en ruines, tout l'art d'Hippocrate ne
peut intervenir que pour prononcer cette fatale sen-
tence : « Il est trop tard. » Quand la vie, s'éteignant,
n'a plus assez de force pour réagir contre la marche
progressive de la maladie victorieuse, le médecin n'a
qu'à se retirer et à laisser la place au ministre de la
religion, qui s'efforcera d'adoucir encore les angoisses
de l'heure suprême et d'ouvrir les portes de la vie
éternelle à l'âme qui perd la vie temporelle et va sortir
de ce bas-monde.

Follement donc nous nous berçons de vaines illusions, quand nous demandons à la médecine ce qu'il

n'est au pouvoir d'aucune puissance humaine de nous donner. Ministre et serviteur de la nature, le médecin est d'autant plus habile et plus heureux, qu'il sait mieux la comprendre, découvrir ses souffrances et ses besoins, écarter tout ce qui peut entraver le développement de ses forces, exciter et réveiller son activité engourdie, soutenir sa résistance contre le mal, mettre en œuvre toutes ses ressources et enfin favoriser ses efforts pour expulser le principe de ses douleurs.

Par conséquent, le premier et le plus essentiel devoir du médecin, n'est-ce pas d'abord de supprimer les causes de la maladie et de proscrire tout ce qui peut la nourrir et l'entretenir ?

Voici un libertin miné d'horribles infirmités, suites de ses débauches ; là, c'est un intempérant que dévore intérieurement un incendie allumé par ses excès ; ailleurs, c'est un homme colère, sujet aux syncopes et aux congestions, menacé d'anévrisme ; comment voulez-vous qu'ils recouvrent la santé, si les passions qui l'ont détruite continuent à exercer en eux leurs ravages ? Les médications énergiques n'auront jamais, pour les aider à se relever, la puissance que possèdent, pour les abattre, les vices auxquels ils sont livrés. Les calmants les plus héroïques ne guériront pas les nerfs irrités et malades que les mêmes émotions continueront à ébranler et à surexciter. Les révulsifs les plus violents ne feront qu'exaspérer l'inflammation, si des habitudes vicieuses tiennent concentrées dans les organes souffrants, comme dans des foyers, la chaleur du sang et l'âcreté des humeurs. Sous l'empire de la passion triomphante, la nature reçoit en vain des secours extérieurs; elle succombe fatalement de plus en plus sous les coups répétés qui la frappent au cœur.

« L'ambitieux, le vindicatif, le jaloux, le haineux, atteints d'hépatite chronique, dit le docteur Descuret, ne guériront pas à l'aide de nos seuls médicaments. » « Que de fois, ajoute ailleurs le même auteur, des praticiens ne sont-ils pas étonnés de la persistance de certains symptômes, malgré le régime le plus convenable et le mieux observé ! » Eh bien, la plupart du temps, l'obstacle à la guérison provient d'une funeste agitation de l'esprit qui maintient congestionnés les points primitivement malades : *Ubi stimulus, ubi fluxus*. Aussi, dans un excellent traité sur les suites du libertinage, feu le docteur Desruelles n'avait pas craint de dire : « Il faut que la pensée se purifie pour que le corps se dépouille entièrement de la souillure qu'il a contractée. »

Du reste, est-ce pendant qu'une maison est encore la proie des flammes qu'il faut songer à prendre la truelle pour relever les pans de murs qui s'écroulent ? Avant tout, il faut éteindre l'incendie qui dévore, détourner l'inondation qui entasse ruines sur ruines. Inutile de tenter une restauration sérieuse tant que dure la fièvre des cupidités, et que le vice démolit ou dissout, d'une part, ce que la science, de l'autre, essaie en vain de réédifier. Car les passions, intrinsèques à la nature, atteignent, blessent et consument la vie dans sa source ; la science, au contraire, qui agit du dehors et qui ne peut apporter que des secours accidentels et secondaires, est, par là même, incapable de combattre leur action délétère et de réparer leurs ravages.

Encore une fois, c'est donc la passion, c'est-à-dire la cause de la maladie qu'il faut attaquer d'abord et détruire, si l'on veut arriver à la guérison et à la santé. Or, la médecine a-t-elle quelque pouvoir sur cette effervescence de nos penchants ? Oui, non pas toujours et partout, mais dans une foule de circonstances.

Nous l'avons dit en effet, la passion n'est qu'un besoin ardent, exigeant, tyrannique, fortifié, exalté et élevé de la région physique dans la région morale par l'attention de l'intelligence et le consentement de la volonté.

Nos passions dérivent donc tout à la fois de nos organes corporels et de nos facultés spirituelles.

De là, leur double caractère physique et moral. Aussi avons-nous remarqué, à la suite de physiologistes éminents, ce fait ou plutôt cette loi universelle : plus un organe est développé, plus une humeur est abondante, plus également est vif le besoin qui en procède, plus est impérieuse la passion qui en tire son origine. Pour la même raison, la maladie nous ôte souvent le besoin de la faim ; parfois elle le pervertit, et parfois elle l'aiguillonne et le rend presque irrésistible. Il en est de même de toutes les altérations qui peuvent

survenir dans notre santé ; quelquefois elles enchaî-
nent nos inclinations et nous enlèvent nos penchants
les plus vifs ; quelquefois elles les faussent ou en
changent la direction et l'objet ; souvent elles les
excitent et les enflamment violemment.

Toutefois, a-t-on jamais vu, dans les animaux, les
penchants naturels dégénérer en passions désordonnées et furieuses comme dans l'homme ? D'où vient le
triste privilège de ce dernier ? Le voici : Dans les animaux dénués d'intelligence et de liberté, les besoins
de la nature sont assujettis aux lois invariables de
l'instinct aveugle ; ils suivent donc fatalement la ligne
que leur a tracée la divine Providence, ils tendent de
tout le poids de leurs forces vers les objets corres-
pondants qui leur ont été assignés comme fin ; ils
les recherchent et ils vont droit à eux, sans subir les
influences et les perturbations d'aucune puissance
supérieure. Dans l'homme, chose terrible à dire ! c'est
l'intelligence et la liberté qui troublent tout ce bel
ordre de la nature animale. Nous l'avons dit, l'aiguillon naturel de nos besoins éveille d'abord l'attention
de notre esprit. Ah ! si à ce moment nous savions
nous commander, que la victoire serait facile ; mais
nous ne savons pas toujours dire : « Halte-là ! et l'aiguillon du besoin, déjà autorisé par l'attention de
l'esprit, engendre le désir, sollicite et entraîne la volonté ; fortifié de toutes ses adhésions, il s'échauffe et
s'exalte jusqu'à la violence et à la tyrannie la plus
excessive.

D'où il suit que, dans le traitement des passions et des maladies qui en découlent, il faut tenir compte des divers éléments et des causes variées qui les ont produites :

1° La maladie est-elle purement organique, le désordre de la passion n'a-t-il sa source que dans la lésion d'un tissu ou dans l'altération d'une humeur ? C'est au médecin qu'il appartient de prescrire les remèdes et d'agir par toutes les ressources de son art.

2° La tyrannie d'un penchant vient-elle de la prédominence d'un organe, d'une humeur ou des nerfs ? Il faut rétablir l'équilibre en modifiant, par l'hygiène surtout, le caractère de la constitution, et en tâchant, de l'amener par ce moyen à un vrai tempérament, c'est-à-dire à une parfaite harmonie de tous ses éléments. Dans ce cas, donc, le médecin peut encore donner des avis salutaires et apporter un utile concours.

3° Enfin, les besoins innés ont-ils été excités, développés et fortifiés par le concours coupable de l'intelligence et de la volonté qui en sont devenues les esclaves ? La médecine et l'hygiène unies sont impuissantes à guérir le mal ainsi aggravé ; il est nécessaire de leur adjoindre la religion, qui possède des remèdes d'une efficacité merveilleuse, et qui souvent suffit à triompher des maladies de ce genre, les plus invétérées.

Il ne nous appartient pas de parler de la mission spéciale, bienfaisante du médecin. Il n'est pas douteux, du reste, que ceux qui souffrent ne continuent à recourir avec empressement et confiance à son admirable ministère.

Mais nous nous efforcerons de faire comprendre l'importance du rôle de l'hygiène et de la religion dans le traitement des passions et des maladies qui en dérivent.

LIVRE DEUXIÈME.

CHAPITRE PREMIER.

De l'influence générale de l'hygiène sur la constitution physique et morale de l'homme.

Il serait nécessaire que, par son immense influence, un hygiène salutaire préparât, jusque dans leurs parents, la bonne constitution des enfants. N'est-ce pas la loi que tels sont les pères, tels sont les fils ? « Les enfants, dit le docteur Descuret, sont-ils prédisposés au même genre de passion que les auteurs de leurs jours? C'est une question que je n'hésite pas à résoudre par l'affirmative. Le raisonnement seul m'avait d'abord conduit à cette conclusion ; l'observation n'a laissé aucun doute dans mon esprit. »

« L'avenir des enfants, dit M. Mignet, est en grande partie dans les parents. Il y a un héritage encore plus important que celui des biens, c'est celui de leurs qualités. Ils communiquent le plus souvent avec la vie, les traits de leur visage, la forme de leur corps, les moyens de santé ou les causes de maladies, l'énergie ou la mollesse de l'esprit, la force ou la débilité de l'âme, suivant ce qu'ils sont eux-mêmes. Il leur importe donc de soigner en eux leurs propres enfants. S'ils sont énervés, ils sont exposés à les avoir faibles ; s'ils ont contracté des maladies, ils peuvent leur en transmettre le vice et les condamner à une vie doulou- reuse. Il n'en est pas seulement ainsi dans l'ordre physique, mais dans l'ordre moral.

« En cultivant leur intelligence dans la mesure de leur position, en suivant les règles de l'honnête et les lois du vrai, les parents communiquent à leurs en- fants un sens plus fort et plus droit, leur donnent l'instinct de la délicatesse et de la sincérité, avant de leur en offrir l'exemple. Et, au contraire, en altérant dans leur esprit les lumières naturelles, en enfrei- gnant dans leur conduite les lois que la Providence de Dieu a données au monde, et dont la violation n'est jamais impunie, ils les font ordinairement participer à leur imperfection intellectuelle et à leur dérègle- ment moral. Il dépend donc d'eux, plus qu'ils ne le pensent, d'avoir des enfants sains ou maladifs, intel- ligents ou bornés, honnêtes ou vicieux, qui vivent bien ou mal, peu ou beaucoup. C'est la responsabilité qui pèse sur eux, et qui, selon qu'ils agissent eux- mêmes, les récompense ou les punit dans ce qu'ils ont de plus cher. »

« L'influence de l'allaitement, ajoute M. Descuret, est aussi une loi qu'on ne saurait révoquer en doute. Depuis longtemps, dit Sylvius, j'ai remarqué que les enfants sucent avec le lait leur tempérament aussi bien que leurs inclinations, et qu'à cet égard ils tien-

nent autant de leur nourrice que de leur mère. » N'est-
ce pas là une considération puissante pour déterminer
celle-ci à nourrir elle-même ses enfants, pourvu qu'elle
ne soit affectée d'aucune maladie constitutionnelle ni
d'aucune passion doublement transmissible ?

Il y a donc là un double écueil à éviter. Elles sont
infidèles aux lois de la nature et aux graves devoirs
de leur mission, les mères qui se déchargent, sans
raison légitime, sur une femme étrangère, des soins
et des peines de l'allaitement. Leur premier châtiment, c'est de ne pas se reconnaître dans leurs enfants,
c'est de ne pas retrouver en eux les qualités et les caractères de leur famille, et de leur découvrir des défauts et des vices inconnus dans ceux de leur race.

Mais aussi, elles sont imprévoyantes et aveugles, les
mères qui, tourmentées de passions enracinées, livrées
à des habitudes coupables ou atteintes de maladies
constitutionnelles, s'obstinent à nourrir leurs enfants
de leur propre lait ; elles n'aboutissent qu'à développer et à fortifier les funestes inclinations dont elles
leur ont transmis le germe et à empirer ainsi le vice
de leur mauvais naturel.

Aussi les pères et les mères sages et consciencieux
se font-ils un devoir de ne confier leurs nouveau-nés
qu'à des personnes dont les excellentes qualités puissent consolider leurs heureuses dispositions en contre-
balançant et en corrigeant leurs penchants pervers.
Puis, à mesure qu'ils voient grandir ces chères petites créatures, ils surveillent avec une attention in-

quiète la manifestation de leurs aptitudes, et s'empres-
sent d'ouvrir leur esprit à la vérité et leur cœur à la
vertu, de leur inspirer l'horreur du mal et l'amour
du bien, de redresser leurs écarts et de former leurs
habitudes selon la loi divine. Immense est la puissance
que les parents peuvent ainsi exercer sur la constitution physique et morale de leurs enfants, incroyables
sont les transformations qu'ils peuvent leur imposer
sans effort. On l'a dit souvent avec tant de vérité : le
cœur de l'enfant est une cire molle qui prend et perd
avec une étonnante facilité toutes les empreintes,
toutes les formes. Les pères et les mères peuvent bien
parfois ne pas assez comprendre leur énorme responsabilité devant Dieu pour, les inclinations perverses
dont ils communiquent à leurs enfants le germe avec
la vie ; ils peuvent bien se faire illusion jusqu'à gémir
et se consoler en ces termes : « Nous ne sommes pas
cause de leurs travers, ils sont comme Dieu les a faits. »
Grosse erreur, répétons-le, fondée sur un sot orgueil !
Du moins, ils ne doivent pas ignorer qu'ils peuvent et
doivent redresser et en quelque sorte refaire la constitution naturelle de leurs enfants. Ils n'ont qu'à veiller et à corriger avec douceur, force et constance, par
les moyens convenables ; et, à moins qu'il ne s'agisse
de ces vices qui ne sont réformables que par la puissance du Créateur, ils obtiendront toujours des résul-
tats proportionnés aux soins donnés. Malheur donc
aux parents qui abandonnent leurs fils aux désordres
de leurs mauvais penchants ! Car l'homme mûr garde

le pli et suit les voies de sa jeunesse, et l'éducation est
ainsi l'origine de ses vertus et de ses vices, de ses
grandeurs et de ses bassesses, de son bonheur et de
son malheur. C'est donc à juste titre que l'enfant glorifie ou déshonore les auteurs de ses jours ; sa valeur
est trop souvent la mesure de leurs vertus et de leurs
mérites, et c'est à eux comme à leur principe qu'il faut
ordinairement faire remonter une part considérable de
la responsabilité de ses fautes et de la gloire de ses
bonnes actions.

Mais n'exagérons rien ; l'enfant, le jeune homme
est un être libre qui, lui aussi, a ses devoirs ; il peut
librement résister à la voix de sa conscience et aux
commandements de l'autorité, et rendre inutiles la
sollicitude et les efforts les plus louables. Toutefois,
sa raison peut être encore faible, ses passions ardentes
et impétueuses ; la vivacité et la légèreté de l'âge expliquent et excusent en partie ses fautes et en diminuent la gravité et l'odieux. Et puis il y a l'espérance :
« Plus tard, dit-on, il se corrigera. »

Mais hélas ! plus tard la constitution physique et
morale s'est affermie ; les passions caressées sont devenues insatiables, et les habitudes, corrompues et invétérées. Vaincu dans sa force par des ennemis encore
faibles, comment pourrait-on, dans sa faiblesse, espérer le triomphe sur ces mêmes ennemis devenus
puissants par leurs victoires ? Aussi, après quelques
efforts imparfaits et non moins infructueux, l'on se ré-
signe à rester ce que l'on est, et l'on se console encore

par une mauvaise raison : « Nous ne nous sommes pas faits, disons-nous ; il est impossible de nous corriger. »

Disons-le hautement aussi, c'est là, dans la defaite et l'esclavage des passions, une résignation tout au moins sans mérite, car elle arrive trop souvent avant même l'essai sérieux de nos forces et presque toujours avant l'épuisement de nos ressources.

Sans doute tous ceux qui disent : « Nous ne nous sommes faits », et qui, rendant les armes devant les difficultés de la lutte, consentent à rester ce qu'ils sont, au physique et au moral, ne méritent pas l'accusation de lâcheté. La plupart ignorent qu'ils *doivent* et *peuvent* encore se refaire.

Ils le doivent. Le Créateur a voulu que notre grandeur et notre perfection fussent tout à la fois l'œuvre de sa puissance et celle de nos mains. C'est pourquoi, en nous formant à son image, il n'a mis en nous que les principaux traits de son être infini, il n'a fait de nous qu'une ébauche de sa bonté souveraine, nous laissant le soin et nous imposant l'obligation d'achever, de concert avec lui, la sublime entreprise de notre double perfection corporelle et spirituelle. « Soyez miséricordieux parce que je suis miséricordieux ; soyez saints parce que je suis saint ; soyez parfaits comme je suis parfait ; » tels sont les ordres de sa volonté suprême.

Mais, voulant rendre notre modèle divin plus frappant et plus saisissable à nos yeux trop charnels et trop grossiers pour le contempler dans son infinie spiritualité, son Fils, image consubstantielle de tout son être et splendeur de sa gloire, s'est fait homme, a vécu parmi les hommes et nous a montré dans sa personne ce qu'est un Homme-Dieu, quelles sont ses pensées, ses affections, ses paroles, ses actions, sa vie tout entière; puis il nous a dit : « Je vous ai donné l'exemple afin que vous fassiez comme j'ai fait. »

Ce commandement divin correspond du reste à une lumière de notre esprit et à un besoin de notre cœur. Contemplez, en effet, du regard de votre intelligence la beauté idéale qui laisse tomber jusqu'à vous quelques-uns de ses merveilleux rayons? ne sentez-vous pas votre cœur s'émouvoir, le désir d'un bien si ravissant s'y former, des aspirations et des efforts s'en élever pour l'atteindre et se l'approprier? C'est la loi du progrès indéfini que l'Evangile a proclamée dans sa vraie notion, avant la fausse science du siècle, qui en a perverti l'idée et le sentiment.

Ils le peuvent. Dieu ne nous aurait pas fait un devoir de la vérité et de la justice, s'il nous était impossible d'y parvenir. Le corps humain, il est vrai, a des maladies incurables; l'esprit, des erreurs rebelles à toutes les clartés ; le cœur, des vices enracinés, en quelque sorte indestructibles; car la puissance de la nature a ses bornes et la grâce d'en haut ne nous est répartie qu'avec mesure.

Toutefois, qui ignore la souplesse admirable de notre nature corporelle et spirituelle ? Non, on ne saura jamais toute la puissance que l'homme, quand il le veut, possède sur lui-même. Nous n'avons pas le droit de nous en prendre à qui que ce soit de nos défauts et de nos malheurs ; c'est nous qui sommes les ouvriers actifs de notre perfection et de nos défauts, de notre bonheur et de nos souffrances.

Il est incontestable que nous avons reçu du Créateur une nature déterminée, soumise à des lois invariables, renfermée dans des limites infranchissables.

Or, précisément sous l'empire et par la propriété même des lois qui nous régissent, un champ immense est laissé à notre liberté et à l'influence des causes étrangères pour nous modifier dans nos dispositions naturelles. Combien de fois, dans la courte durée de notre vie, tout en restant personnellement les mêmes, ne. changeons-nous pas de chair et d'os, de physionomie et d'inclinations corporelles, de caractère et d'aptitudes spirituelles !

Chaque jour notre corps s'use et dépérit, et chaque jour aussi il se nourrit, il s'entretient, il se reconstitue d'éléments nouveaux. Il perd ainsi les propriétés particulières des substances dont il se dépouille, et revêt les propriétés spéciales de celles qu'il s'assimile.

Chaque jour, dans notre esprit et dans notre cœur, s'affaiblissent ou s'effacent plus ou moins des idées, des maximes et des sentiments, et chaque jour, à leur place, succèdent des pensées et des affections nouvelles, qui procèdent de nos réflexions, de nos lectures, de notre expérience des choses et de nos rapports avec la société. Chaque jour nos actes varient; ce sont dès lors d'anciennes habitudes qui s'en vont, et des habitudes nouvelles qui s'établissent.

Nous sommes donc, au sein d'un mouvement continuel, *l'objet* de transformations incessantes. Dès lors, si nous voulons et si nous savons user des ressources qui sont en notre pouvoir, il nous est possible et même facile d'exercer un *empire immense* sur notre constitution physique et sur notre constitution morale, de combattre des prédominances funestes, de contenir et de redresser des penchants qui s'égarent en des excès, de développer et d'activer des organes et des facultés qui languissent, d'établir l'équilibre entre toutes nos fonctions et de nous former une heureuse santé de corps et d'esprit.

Toutefois, nombre de gens de bonne volonté se plaignent de leur impuissance à fortifier leur constitution maladive, à corriger les vices de leur caractère et à surmonter des habitudes tyranniques. L'inutilité de leurs efforts peut tenir à plusieurs causes.

Ames découragées, n'avez-vous pas suivi jusqu'ici un traitement incomplet ? Que voulez-vous attendre des ingrédients de la pharmacie, dans le cas où vos infirmités corporelles dérivent de vos infirmités spirituelles ? Et, réciproquement, vous gémirez en vain sous le joug de vos penchants, si, dans le cas où ils dépendent d'un vice de votre organisation physique, vous ne joignez aux conseils de la religion les secours de la médecine et de l'hygiène.

Peut-être aussi vous avez été inconstants. Dans notre impatience et notre légèreté, nous exigerions volontiers des succès rapides, des créations instantanées. L'amélioration se fait-elle attendre, les progrès, quoique réels, sont-ils lents à se manifester? incapables de nous astreindre aux conditions d'une transformation graduelle, nous renonçons pour toujours au bien que le temps et des soins persévérants nous assureraient, et nous rejetons snr notre impuissance le défaut d'une sage direction et d'une bonne volonté, vraie et solide.

Toutefois, nous l'avons déjà dit, il est aussi des maladies qui ne se guérissent pas, des passions qui ne s'étouffent jamais complétement, des vices qui ne se déracinent jamais entièrement ; car le mal de l'imperfection est dans notre misérable nature ; la maladie, l'erreur et l'iniquité lui sont inhérentes et en sont inséparables. C'est sagesse alors que de savoir se supporter soi-même avec patience et de se résigner chrétiennement à vivre le moins mal possible avec ses défauts abhorrés.

CHAPITRE II.

De l'influence particulière de la nourriture sur la constitution de l'homme.

Au premier rang, parmi les agents hygiéniques capables de modifier notre constitution, se place, sans contredit, la nourriture. Ce que nous avons dit précédemment le fait assez comprendre pour nous dispenser de longs développements.

Voyez, en effet, ces hommes de bonne chère qui ne vivent que de viande et de vin, qui ont sans cesse besoin des mets les plus assaisonnés et les plus excitants, des boissons les plus spiritueuses et les plus brûlantes pour raviver leur palais blasé, leur appétit languissant, leur estomac embarrassé et fatigué. Ce sont communément de petits esprits, mais de vraies brutes, entièrement livrées à la tyrannie de la chair et des sens, esclaves de l'attrait honteux des impulsions animales, dit le docteur Debreyne, adonnées sans pudeur et sans honte aux passions crapuleuses et aux jouissances les plus basses et les plus dégradantes. Turbulents, colères, fougueux, débauchés jusqu'à l'infamie, d'une part, ils sont, souvent de l'autre, dévorés des maladies les plus dégoûtantes, et, tout vivants, sont parfois rongés et démolis par la corruption du tombeau. Conséquence nécessaire et juste châtiment de leurs excès de table et de leurs goûts ignobles.

Mais détournons nos regards de cet horrible tableau; voyons l'homme tempérant et même mortifié. Il n'use ni de viande, ni de vin, si vous le voulez. Il vit de légumes et de laitage, et pratique les saintes lois du jeûne. C'est le brahmane de l'Inde, et surtout le religieux austère de nos solitudes. Comme tous leurs sens conservent leur vivacité, même dans un âge avancé!

Comme tous leurs organes, sains et vigoureux, fonctionnent avec facilité! Esprits libres, élevés, pénétrants, profonds, ils aiment les sublimes contemplations. Heureux disciples de saint Bruno et de saint Bernard! Pendant que les esprits et les cœurs des autres hommes, appesantis par l'amour des choses terrestres, ont de la peine à se traîner dans la boue de l'erreur et des vices, eux, ils se jouent dans les régions de la doctrine la plus admirable, au sein de clartés ravissantes. Ils ont encore trouvé dans la frugalité et l'abstinence le secret de la modération, de la prudence, de la chasteté, de la sagesse, de la douceur, de l'égalité d'âme, de la paix, et enfin des plus belles vertus. A voir leur verte vieillesse, d'une part, et, de l'autre, la jeunesse cacochyme des intempérants, on pourrait croire que ces derniers périssent de misère, tandis que les premiers jouissent de l'abondance de tous les biens.

Du reste, c'est dans tout le règne animal que l'influence des aliments s'affirme d'une façon éclatante par des caractères profondément tranchés dans la constitution des animaux divers. Tous les carnassiers sont féroces, et réciproquement. Les herbivores et les ruminants sont, au contraire, d'un naturel docile et timide. Parmi les hommes, toute proportion gardée, ceux qui sont habitués à répandre le sang des bêtes et à se nourrir de chair, ont le caractère dur, âpre et plus ou moins cruel, tandis que les laboureurs et les bergers ont des habitudes douces, affables et paisibles.

« S'il était possible, dit Richerand, de rendre un carnivore capable de digérer les végétaux, vous changeriez ses goûts et ses mœurs. » Et croyez-vous que
les Néron et tous les scélérats qui se sont plu à tremper leurs mains dans le sang de leurs frères n'eussent
pas laissé dans l'histoire une autre idée de leurs penchants, s'ils eussent été assujétis, pendant un temps
suffisant, à un régime purement végétal et débilitant ?

Nous l'avons vu, en effet, dans le chapitre précédent, la constitution humaine, attaquée, minée et usée
par mille causes de destruction, se renouvelle et se
refait sans cesse par la nourriture qu'elle s'assimile et
qui vient réparer ses pertes. Mais elle ne convertit pas
en elle-même des aliments qui lui sont étrangers, sans
en subir l'influence, sans en prendre plus ou moins
les qualités particulières. Nous nous modifions donc
continuellement. Que conclure de là ? Le voici : Sommes-nous portés, par les dispositions originelles de
notre nature, à l'ambition, à la colère, à la sensualité et à la volupté, adoptons un régime de frugalité et
de sobriété. L'usage des vins généreux et des viandes
fortes et échauffantes aggraverait encore le dérèglement et la violence de nos inclinations, et, nous rendant la victoire bien difficile, pourraient nous soumettre aux exigences funestes d'habitudes honteuses et
criminelles.

Mais, je le sais, il en coûte parfois beaucoup de renoncer à des jouissances bien chères, de refuser leurs satisfactions à des goûts largement développés et à des désirs profondément enracinés. Allons donc doucement, pour ne pas faire échouer nos bonnes intentions contre cet écueil et ne pas compromettre le succès de nos premiers efforts. Ne retranchons que fort peu, dès les commencements, à la quantité et à la qualité de nos aliments, mais retranchons tous les jours quelque chose, fût-ce insensible, et soyons persévérants. Si nous sortons victorieux des quelques assauts qui nous seront livrés dès le principe, nous arriverons peu à peu, même sans souffrir, non-seulement à une frugalité commune, mais encore à la pratique exacte des saintes lois de l'abstinence et du jeûne catholiques.

Les hommes font en effet preuve de grande ignorance, non moins que de préjugés sensuels, quand ils se permettent de railler ces admirables institutions dont la sagesse profonde révèle bien l'esprit de l'Eglise, c'est-à-dire la présence de l'Esprit divin qui la dirige. Certes, elles sont nombreuses et graves les raisons sur lesquelles reposent les lois du jeûne et de l'abstinence. Laissons ici complétement de côté, si l'on veut, la loi si juste de l'expiation ; ne considérons que les raisons hygiéniques et sociales de l'institution du carême, c'en est assez pour nous en faire admirer la sagesse. « Au printemps, dit un auteur, les animaux passent par une crise de chaleur et de fermentation nécessaire au besoin de leur reproduction. Ne comprend-on pas qu'à cette époque leur chair n'est point saine et bienfaisante ? L'Eglise nous a donc donné une preuve de

sa sollicitude toute maternelle en en défendant l'usage
à ses enfants et en leur prescrivant, pour ce moment,
le jeûne et l'abstinence. Mais faites attention que
l'homme est alors lui-même le théâtre d'un semblable
phénomène. Au moment où le soleil remonte sur notre
hémisphère, toutes nos humeurs entrent en effervescence et en ébullition ; notre chair, calme et froide
pendant l'hiver, renaît et s'épanouit ; nous sentons en
nous une expansion vitale, une exubérance de forces
que nous avons peine à contenir. « Dans cet organisme général de l'économie, ajoute le docteur Debreyne, il est indispensable d'user d'une diète végétale,
aqueuse, tempérante et capable de délayer et de dé-
plastiquer le sang, devenu trop fibrineux ; agir autrement, ce serait jeter de l'huile sur le feu et aller au-
devant des plus graves et des plus terribles explosions
des maladies et des passions. »

Combien donc elle est profonde la vigilante sagesse
de l'Eglise, qui combat et prévient ces dangers par
l'établissement de l'abstinence quadragésimale !

Ce n'est pas tout ; voici une raison d'économie ru-
rale et sociale qui n'est point à dédaigner, moins de
nos jours encore que par le passé : l'usage de la viande
se répand de plus en plus, jusqu'au fond des dernières
campagnes. Que de chrétiens, d'ailleurs, ne respectent
plus les lois salutaires de la pénitence ! De là, un
épouvantable carnage d'animaux ; de là, cette rareté
et cette cherté de la viande, qui augmentent sans cesse
et effraient pour l'avenir. Car ne semble-t-il pas déjà

que la production ne peut plus combler les vides de la consommation? Que sera-ce donc dans vingt ans, si le goût de la chair se propage encore et si les jours d'abstinence sont encore plus généralement foulés aux pieds qu'aujourd'hui? La viande, devenue mets de luxe, ne se verra plus que sur la table des millionnaires.

Ainsi l'Eglise a trois fois raison dans l'institution des lois de la pénitence. Si la légèreté, l'ignorance et les passions révoltées tentent un instant de méconnaître sa sagesse, la brutalité des évènements, si l'on peut dire, se charge de découvrir, même aux aveugles, les vues profondes de sa conduite.

Sachons donc, avec les anciens et les médecins exempts de préjugés, considérer le jeûne et l'abstinence non-seulement comme des pratiques religieuses, mais aussi comme des conditions de santé et comme des moyens puissants de vertu, d'ordre, de paix et de civilisation. Le bien-être des individus et la tranquillité des sociétés y sont attachés en partie. Sans doute, la privation de la viande peut être sensible; toutefois, ce n'est qu'un sacrifice passager qui est largement payé par les avantages dont il est la source.

D'ailleurs, comme toute loi a son exception, nous conviendrons que le jeûne et l'abstinence, prolongés surtout, ne sont pas sans inconvénients pour certaines personnes.

« Ebranlé depuis *soixante ans* par de violentes commotions politiques, surexcité par un exercice trop

actif de la pensée et par des besoins devenus trop précoces, notre système nerveux, disait M. Descuret, il y
a plus de vingt ans, s'est par trop enrichi aux dépens
de notre système musculaire : échange inégal qui a eu
pour résultat un développement luxueux d'intelligence,
c'est-à-dire un besoin dévorant d'émotions, un scin-
tillement continuel d'esprit, souvent en désaccord avec
le bon sens, puis l'affaiblissement des complexions et
la propagation du tempérament nerveux, ou plutôt de
la prédominance nerveuse chez les masses. Or de
tous les soi-disant *tempéraments*, celui dans lequel
prédomine le système nerveux étant sans contredit le
plus irritable, le plus passionné, ne serait-il pas prudent de songer à le modifier par l'emploi d'un meilleur
régime alimentaire?

Il faut le dire, l'usage du maigre, en France, produit, de nos jours, un effet entièrement opposé aux
vues maternelles de l'Eglise. A l'époque où elle pres-
crivit la loi pénitentiaire et hygiénique de l'abstinence,
son but principal était, sans aucun doute, de calmer
l'effervescence des passions ; et ce but, elle l'atteignait
quelque peu chez nos ancêtres, autrement sanguins et
robustes que nous. Mais, à présent que les constitutions sont changées, des observateurs très-recom-
mandables par l'étendue de leurs connaissances et
par la gravité de leur caractère ont constaté avec moi
que les jours qui suivent les deux d'abstinence se
trouvent précisément ceux où les sens se montrent le
plus excitables. »

Les prêtres qui ont l'expérience du saint ministère
ne s'inscriront pas en faux contre ce témoignage.
Personne n'est plus qu'eux en position pour remarquer
et constater l'irritabilité excessive de la sensibilité
chez les personnes nerveuses, à la suite des jours
d'abstinence et surtout de jeûne. On en comprend la
raison : toutes leurs forces, toute leur vie passe de
leurs muscles affaiblis dans leurs nerfs, qui n'ont plus,
dès lors, de contre-poids suffisant. De là, un état de
surexcitation violente, de souffrances et d'angoisses
accablantes. Le Souverain-Pontife a donc, dans sa
paternelle bonté, répondu à un besoin sérieux d'une
multitude de ses enfants, lorsqu'il leur a concédé
l'usage du gras les samedis de l'année qui ne sont pas
jours de Carême, de Quatre-Temps et de Vigile. Les
curés et les confesseurs n'ont pas moins d'actions de
grâces à lui rendre à cause des pouvoirs particuliers
qu'il leur accorde, par l'entremise des évêques, d'é-
tendre même les dispenses générales du Carême, déjà
pourtant si considérables. Mais plus l'Eglise se montre
pleine de sollicitude pour le salut spirituel et temporel
de ses enfants, plus ses ministres élargissent et apla-
nissent les voies de l'éternité, plus aussi nous devons
briser généreusement les résistances de la sensualité
et de l'amour-propre et nous soumettre à l'observation
rigoureuse des lois de pénitence qui demeurent en
vigueur. Sachons-le bien, du reste, ce n'est pas pour
s'être épuisée dans les pratiques de l'austérité chrétienne que cette génération est atteinte de faiblesse à

un tel degré ; c'est plutôt, sans doute même, pour avoir abusé de la vie et de toutes ses jouissances, et pour avoir consumé ses forces dans le feu des passions. Elle ne reviendra pas à une santé solide et à une vigoureuse constitution avant d'être revenue à l'accomplissement des lois divines et des préceptes ecclésiastiques. Alors seulement, une nourriture tonique et substantielle, jointe à une vie active, lui sera profitable et lui rendra la vigoureuse énergie de ses ancêtres.

CHAPITRE III.

De l'influence du travail sur la constitution humaine.

Combien de fois n'a-t-on pas répété que l'oisiveté est la mère de tous les vices? Eh bien ! on ne le redira jamais assez : non-seulement l'oisiveté est la mère de tous les vices, mais elle l'est encore d'un nombre infini de maladies corporelles. Impossible d'énumérer les erreurs, les passions, les crimes et toutes les turpitudes qui naissent dans les habitués des lieux publics, du désœuvrement, de la fainéantise et de la mollesse. C'est de là que partent les colères et les conspirations contre la religion, la famille, la propriété et l'ordre social. Impossible de décrire tous les désordres que la perpétuité du repos et de l'inaction pro-

duisent dans l'organisme humain. C'est le plus souvent
de l'oisiveté que procèdent la gêne dans la respiration, l'engorgement des viscères abdominaux, l'obé-
sité, l'assoupissement habituel des facultés, l'hébétude
de l'esprit, l'hydropisie, les ennuis mortels, les dégoûts intolérables, le mépris et la haine de la vie, la
manie du suicide. O peuple! comme tu es aveugle et
ignorant des lois de la vie, quand tu jalouses le riche
toujours satisfait et désoccupé, que tu envies son
assouvissement continuel et ses loisirs ininterrompus!
Tu ne t'imagines pas les ennemis qui l'attendent en
embuscade sur sa route, l'insupportable fatigue que
lui cause les moindres mouvements, les secrets et
dévorants soucis, les peines cuisantes et les douleurs
sans remède, inhérentes à son désœuvrement et à la
perversion de sa sensibilité, les transes et les angoisses affreuses que la médecine ne sait pas encore
qualifier, le vide affreux de l'âme que les émotions
voluptueuses ne font que grandir, les attaques et les
affections du spleen, de la mélancolie et de l'hypocondrie, qui empoisonnent tous ses plaisirs et les changent
en supplices. Hommes de travail, il vous manque de
connaître la secrète souffrance du riche pour prendre
en pitié ses avantages et apprécier plus justement ceux
de votre condition.

Toutefois, tous les travaux ne sont point également
salutaires pour la santé humaine. Tandis que les travaux corporels, à moins d'être exagérés et excessifs,
développent et consolident nos membres, les travaux

intellectuels usent notre vie avec une grande rapidité.

Nous avons dit, précédemment, l'énergie avec laquelle les émotions sensuelles ruinent les constitutions individuelles les plus solides, font dégénérer et abâtardissent les constitutions générales des peuples les plus forts. Signalons ici une autre cause active de décadence et d'étiolement dans lesquels nous voyons tomber une partie de notre pays.

L'enfant naît et vit six ou sept ans d'une vie toute animale, sans donner presque aucun signe de raison et d'intelligence. Pourquoi? C'est qu'à cet âge, sa fragile constitution ne résisterait pas à l'action dévorante des facultés intellectuelles, qu'elle serait arrêtée dans son développement et bientôt ruinée par une dépense de forces incompatible avec son besoin d'accroissement. Pour éviter ce désastre, la divine Providence, qui veille sur ses œuvres avec une sagesse et un amour admirables, a, en quelque sorte, enchaîné d'une part les puissances et toutes les énergies intellectuelles, qu'elle tient captives dans un assoupissement salutaire, et, de l'autre, elle a déchaîné en toute liberté tous les besoins et tous les instincts animaux qui ont pour fin la conservation et l'accroissement de l'individu. Ainsi l'enfant n'est d'abord sollicité que par les besoins de la faim, de l'amusement et du sommeil. Puis, quand il a acquis de la force et de la solidité, on voit s'éveiller premièrement en lui les facultés morales, qui ont leur source plus encore dans le cœur que dans l'esprit. Sa

raison s'affirme aussi par quelques lueurs ; sa conscience, par le remords ou le contentement.

Ce n'est que plus tard, lorsque, avec les années,
des forces nouvelles se sont ajoutées aux forces anciennes, ce n'est qu'alors, dis-je, qu'il devient capable
de s'appliquer, sans préjudice pour sa santé, aux
études fortes et élevées. Or, est-ce là l'ordre sage
que suivent les parents de cette génération? Hélas!
non. Dans son ardeur fiévreuse pour le progrès et la
jouissance, notre temps a tout voulu mener avec précipitation, comme avec la rapidité vertigineuse de la
vapeur ; il a ainsi presque partout méconnu les lois de
la nature et violenté ses institutions.

Par un sentiment d'orgueil et de vanité, ou pour se
débarrasser plus promptement du souci et de la charge
de l'éducation, de trop nombreux parents ont jeté leurs
enfants dans le vaste et difficile champ des sciences
humaines à un âge où les besoins de l'organisme corporel dominent encore impérieusement le développement
des facultés intellectuelles. A quoi ont-ils abouti? A
tout sacrifier, et l'homme physique, et l'homme moral,
et l'homme intelligent.

En effet, malgré toute la précocité de leur intelligence, malgré toute l'ardeur de leur bonne volonté, les
adolescents de douze ans ne feront jamais des études
aussi solides que les jeunes gens de seize et de dix-
huit ans, pourvu que les conditions soient égales pour
tous. L'esprit se développe et se fortifie graduelle-
ment comme le corps. On a beau le presser, l'exci-

ter et le faire croître pour ainsi dire sous cloche et en serre chaude, comme les jardiniers font de leurs plantes, on ne changera pas la nature de l'homme. Ce que l'on gagne en rapidité et en précocité, on le perd en force, en étendue et en profondeur. C'est, du reste, une loi universelle. De là, par conséquent, une instruction d'autant plus légère et superficielle qu'elle a été plus prématurée et plus hâtée ; de là, une foule d'inexactitudes dans les connaissances ; de là, ces esprits faux, incomplets, pleins de présomption et de suffisance, empressés à juger de tout avec une témérité proportionnée à leur aveuglement et à leur ignorance.

Nous ne trouverons pas non plus de cause plus vraie de la faiblesse désolante des caractères. On donne à la culture de l'esprit le temps qui doit être consacré à la formation du cœur et des sentiments moraux. On ne songe à développer dans l'enfant que ses facultés les plus éclatantes, la mémoire, l'imagination, et l'on néglige les plus pratiques et les plus solides, le bon sens, la conscience, le sentiment intime du bien et du mal, du juste et de l'injuste. Bien plus, ces guides assurés de l'homme, ces flambeaux nécessaires de la vie, on les livre sans défense au vent de toutes les passions, à la variabilité et à l'inconstance de toutes les opinions. Aussi, ne rencontre-t-on presque plus de ces persuasions intimes et chaleureuses, de ces convictions énergiques et profondes qui font en quelque sorte la gloire, la garantie et la sécurité de la société. Partout l'indifférence glaciale et le scepticisme versatile paralysent les forces les plus nobles de l'homme; un égoïsme abject et abrutissant enferme en elles-mêmes une foule d'âmes qui auraient été généreuses et sublimes sous l'empire d'une meilleure éducation.

Enfin, il n'y a pas plus d'homme physique que d'homme intellectuel et moral dans ces victimes des travaux prématurés de l'esprit. Nous en avons déjà donné la raison. Où il y a quelque stimulation, il y a aussi afflux du sang et de la vie. Les membres qui agissent attirent à eux-mêmes les forces vitales et se développent au préjudice de ceux qui sont inertes. L'application de cette loi est d'autant plus terrible dans le sujet présent, que l'activité du cerveau est plus grande et que la constitution de l'enfant est plus faible et plus précaire. L'énergie cérébrale possède alors une puissance d'absorption énorme; elle est d'autant plus dévorante, que le corps est moins affermi dans la vie, qu'il est moins capable de résister et de ne point se laisser épuiser. Le cerveau, soutirant et concentrant en lui-même l'activité de toutes les autres parties du corps, devient un foyer de chaleur intense. C'est là que se fait une combustion désastreuse et épouvantable de toutes les énergies humaines. Car, tandis que les travaux matériels ne font que harasser les membres extérieurs, qui se reposent et se restaurent bien vite par leur communication avec les sources de la vie, c'est dans ses sources mêmes que les fatigues cérébrales épuisent, consument et dessèchent pour ainsi dire la vie elle-même. Cette accumulation de sang et de chaleur dans un centre aussi important de notre organisme, ébranle et surexcite d'ailleurs, d'une manière cruelle, tout notre système nerveux. De là une sensibilité maladive, une irritabilité extrême qui devient une source d'émotions violentes, dévore le reste de notre santé et achève notre malheur.

Voyez ces jeunes gens à peine sortis de l'adolescence ; on dirait déjà des vieillards. Ce sont presque les mêmes traits allongés, les mêmes sillons sur le front, la même pâleur dans le visage ; leurs joues sont creusées par la maigreur, leurs formes sont anguleuses, leur démarche est douteuse, leur respiration est gênée; la vie ne laisse plus apercevoir à travers leurs ternes prunelles qu'une flamme incertaine. Pauvres jeunes victimes de l'heure prématurée et de la précipitation avec laquelle ils ont cherché et poursuivi la science !

On nous dira peut-être : Nous en connaissons beaucoup qui ne se reconnaîtraient pas du tout dans votre peinture, qui ont, en effet, terminé leurs classes de très-bonne heure sans épuiser leur santé. Nous n'en disconviendrons pas, car nous avons connu peu d'enfants qui travaillassent avec l'ardeur et la constance nécessaires et nous pourrions citer des jeunes gens qui n'ont terminé leurs études que pour avoir passé sur les bancs le temps qu'y ont passé leurs camarades. Cette objection n'infirme donc point nos observations et il est toujours vrai de dire : point de science sans travail sérieux et point de travail sérieux sans

préjudice grave pour des constitutions trop faibles,
pour des forces sans proportion avec de telles fatigues.

CHAPITRE IV.

De l'influence du travail sur la constitution humaine (suite).

Mais, autant les travaux intellectuels ébranlent
notre constitution, usent nos forces, ruinent notre
santé, autant les travaux corporels développent, af-
fermissent et consolident notre vigueur musculaire et
nous donnent une puissance de résistance considérable contre la maladie. En voulez-vous une preuve
frappante? Voyez le robuste paysan, au teint hâlé par
la pluie et le soleil. Comparez-le, non pas cependant
à l'homme d'études qui consume sa vie dans un noble
but, mais à l'efféminé qui ne respire que l'air étouffé
du salon ou du café, ou bien ne quitte quelques instants le canapé que pour faire une promenade de con-
valescent. Comme le premier a la poitrine ample et
bombée, les épaules larges et arrondies, des membres
bien nourris sillonnés de muscles vigoureux! Il mange
et digère bien; son sommeil est tranquille et profond;
il est fort, solide, dur aux fatigues et aux privations;
il brave impunément le froid et la chaleur, il supporte,
jusque dans sa verte vieillesse, les labeurs les plus pénibles.

Considérez au contraire le second : quel corps grêle et amaigri ! Dirait-on qu'ils soient de la même race , ces hommes de travail et ces hommes victimes de la mollesses? Les membres presque atrophiés de ceux-ci ne laissent voir que des muscles sans vigueur, courant ou tendus comme des fils sous une peau décolorée. Cependant, quelquefois aussi, ils sont chargés d'un embonpoint difforme ; leurs chairs alors sont molles et lâches ; leurs bras replets et bouffis ne sont que graisse, ils manquent de nerfs ; leurs jambes embarrassées ne peuvent porter les parties supérieures du corps, leurs pouls est faible et filiforme, leur digestion paresseuse, leurs mouvements tardifs. Ils succombent de lassitude au moindre exercice, ils sont anéantis à la moindre privation, ils regadent comme un supplice le plus léger travail : ils sont malheureux : juste châtiment de leur nonchalance, de leur fainéantise, de leur mollesse et de leur sensualité !

Cependant, n'est-ce pas l'abâtardissement vers lequel tend et se précipite une partie de la génération présente? On ne sait plus marcher ; plus de voyages à pied. On ne supporte plus la fatigue ; adieu les travaux des champs et les métiers pénibles. On n'aspire plus qu'à la jouissance et au repos. Erreur fatale ! prenons-y garde, c'est là précisément dans les douceurs du plaisir et dans les charmes de l'oisiveté que nous attendent le dégoût, l'ennui, les craintes vagues, les tristesses inexplicables, l'affaiblissement, la corruption hâtive, des incommodités et des infirmités incroyables. Voyez l'eau croupissante ! elle est fétide ; elle engendre et garde quantité d'immondices. Au contraire, l'eau du torrent rapide est pure et saine ; le voyageur aime à y étancher sa soif. Ainsi en est-il de nous ; que notre sang cesse de circuler, il se corrompt ; que nos membres cessent d'agir, ils s'engourdissent et s'étiolent ; condamnons-nous au repos absolu, nous n'éliminerons pas de nos organes les éléments qui les surchargent et les embarrassent ; nous nous livrons à une pléthore maladive qui est une disposition prononcée à la dissolution ; ou bien nous tombons dans une langueur générale ; toutes nos fonctions s'accomplissent mal, nous ne pouvons même plus réparer nos pertes habituelles, nous maigrissons, nous dépérissons.

Mais le travail corporel, utile à la santé du corps, n'est pas moins salutaire pour la santé de l'âme. « Pris avec modération, dit le docteur Descuret, l'exercice musculaire augmente les forces, favorise le travail de la pensée, provoque l'appétit et le sommeil ; en outre, il calme les passions en détournant l'esprit de ses idées dominantes. Faite en plein air, quand le temps le permet, la gymnastique est encore plus favorable à la santé, puisque l'on atteint les bons effets d'un *bain d'air*. »

« Faites, dit le docteur Debreyne, une salutaire diversion à vos penchants par l'exercice corporel, le travail, la fatigue, la gymnastique, la chasse, la natation. Ces stimulations physiques appelleront dans le système musculaire, l'infflux nerveux et l'afflux sanguin ; et, outre qu'elles tueront net la mère de tous les vices, l'oisiveté, elles préviendront encore les congestions sanguines dans les viscères, les concentrations et les surexcitations nerveuses dans les foyers vitaux, c'est-à dire qu'elles tendront à éloigner du cerveau le sang, la chaleur, l'éréthisme nerveux, et ainsi elles s'opposeront à l'exaltation de la sensibilité et à toutes ses aberrations et perversions. »

Mais voilà que nous retrouvons encore ici l'empire de la loi que nous avons déjà rencontrée plusieurs fois sur notre chemin. Nous ne développons, ne fortifions et ne perfectionnons presque jamais une partie de nous-mêmes qu'au préjudice de la partie opposée. Le plus souvent, l'âme perd en vie ce que gagne le corps.

« Il est impossible, dit M. Descuret, que nos occupations de chaque jour n'aient pas quelque influence sur notre caractère et sur nos déterminations. « Plus les professions sont matérielles et grossières, fait remarquer un médecin moraliste, plus l'âme s'endort et reste dans un repos léthargique. On dirait, ajoute M. Belouino, que l'homme s'abrutit au contact de la matière. » Hélas ! on ne peut même en douter. Voyez, entre autres, l'homme de la campagne, dont le front est habituellement penché vers la terre et dont le cœur est sans cesse assiégé du soin grossier de ses étables et de ses champs ; ses pensées et ses affections sont communément enfermées dans le cercle étroit de son intérêt personnel. Il est visible que le souci de son pécule arrache pour ainsi dire son âme des régions supérieures et l'enchaîne dans la sphère basse d'une vie presque tout animale.

Voici une autre application de la même loi : Qui n'a entendu quelquefois le monde accuser les médecins de libertinage, et les avoués et les banquiers, d'improbité ? Certes, ce n'est pas nous qui donnerons du crédit à cette rumeur malveillante, car la réputation sans tache des médecins et des avoués que nous avons l'honneur de connaître lui donne à nos yeux un démenti formel. Toutefois, faudrait-il s'étonner que la conduite d'un certain nombre de médecins et d'avoués ne fût pas honnête et pure ? Un major de l'armée nous disait un jour, dans son franc et brutal langage : « Vous êtes, monsieur l'aumônier, l'homme des âmes ; nous sommes, nous, les hommes des corps. » N'y a-t-il pas là une raison très-forte du vice de l'un et de la vertu de l'autre ? Le médecin ne s'occupe que des corps ; comment, s'il se prive des secours religieux qui donnent à l'âme l'empire de la chair, comment, dis-je, ne se sentirait-il pas incliné et ne glisserait-il pas quelquefois sur la pente du matérialisme et de la volupté ? Pareillement, l'avoué et le banquier remuent l'or à pleines mains ; comment, placés entre leur conscience et leur intérêt, ne seraient-ils pas parfois violemment tentés dans leur cupidité par l'éclat séduisant du métal jaune ? S'ils tombent, leurs chutes s'expliquent ; s'ils sont chastes et intègres, leurs vertus sont grandement méritoires. Pour le prêtre, les conditions de la lutte sont bien plus avantageuses. Il est homme, sans doute, mais il est aussi habituellement pénétré des hautes et graves vérités de la religion ; s'il touche la terre de ses pieds, il doit avoir, par état, sa tête et son cœur dans le ciel. Comment, dans cette union constante avec Dieu, n'être pas pur ? La vertu lui est ainsi facile et presque naturelle. Ses serments ne peuvent lui devenir à charge que si, descendu des hauteurs où doit le soutenir l'esprit sacerdotal, il mène une vie commune et mondaine.

Du reste, c'est là une loi universelle ; nous finissons toujours par aimer les personnes et les choses qui nous occupent habituellement. Dans notre affection parfois inconsciente, nous nous en rapprochons insensensiblement et nous nous mettons davantage sous l'empire de leur influence. Il arrive un moment où nous nous laissons aller à la subir sans résistance ; c'est dire qu'alors nous ne nous appartenons plus. Nous appartenons à l'amour qui nous domine. Telle est, entre autres, une des raisons pour lesquelles certains vices paraissent être presque inséparables de certaines professions.

Toutefois, cette connexion peut aussi tenir à d'autres principes. Ainsi, la position du corps dans quelques états peut provoquer et entretenir les funestes habitudes du libertinage. La poussière, les couleurs pulvérisées, le jeu des instruments de musique, dessèchent la bouche et le larynx; ce sont là évidemment quelques-unes des causes qui produisent l'ivrognerie des tail-

leurs de pierre, des peintres en bâtiment et des musi-
ciens de bas étage.

C'en est assez pour faire comprendre qu'il n'y a rien
de plus important que le choix d'une profession. Ne
chercher que l'intérêt matériel et les satisfactions du
bien-être dans une détermination qui a de telles conséquences, c'est jouer, pour un rêve, la vertu, la
santé, la paix et le bonheur de son avenir. Ce sont
nos aptitudes et nos goûts selon la raison et la foi
qu'il faut consulter et suivre. Gardons-nous de nous
engager dans un état qui favoriserait le triomphe de
nos penchants pervers ; nous nous condamnerions
d'avance à la folie, à l'avilissement et au malheur
éternel.

Faut-il désespérer si les circonstances nous ont im-
posé une profession funeste à notre santé corporelle
ou à notre santé spirituelle ? Non ; tâchons d'abord, si
c'est possible, de rompre les liens qui nous y attachent.
Si nos chaînes sont indissolubles, efforçons-nous de
contrebalancer les influences fatales dont nous sommes victimes par les moyens que la science humaine
et la sagesse chrétienne mettent en notre pouvoir. Il
ne nous est pas possible d'entrer ici dans des détails
spéciaux ; que chacun prenne conseil pour ce qui le
concerne ! Mais nous ne pouvons nous empêcher d'in-
sister encore sur ce qui fait le fond de ce chapitre.

Les bourgeois et les hommes à professions libérales
s'affaiblissent, s'étiolent, s'abâtardissent dans la mollesse et dans le défaut de travail corporel. Les ouvriers

des villes et les paysans des campagnes s'abrutissent, ceux-ci, sur leurs charrues ou dans les cabarets, et ceux-là, sur leurs métiers, dans les cafés et les brasseries. Notre pays est incontestablement sur la pente d'une décadence rapide et universelle; comment le relever? Notre jeunesse, amollie et étiolée, retrouvera partiellement sa vigueur et sa solidité corporelle dans les exercices militaires. Qu'on pratique donc sincèrement la loi du service obligatoire! L'ouvrier des villes et le travailleur de la campagne reprendront conscience de leur âme spirituelle et immortelle, si l'on ferme quelques tavernes, et si l'on proscrit le travail du dimanche. Alors, un jour sur sept au moins, ils dégageront leurs pensées et leurs affections de la fange terrestre, pour les porter vers Dieu et leurs éternelles destinées, pour les redresser par conséquent, pour les purifier et les spiritualiser.

CHAPITRE V.

De l'influence des divertissements sur la constitution humaine.

Le travail appelle à sa suite le repos et le délassement; mais, se reposer par pur amour du repos, c'est paresse; et se divertir par le seul amour du divertissement, c'est légèreté. Toutefois, pour être légitime, il ne suffit pas que le repos soit mérité; il n'est légitime et bienfaisant que lorsqu'il est conforme aux lois de l'hygiène et de la morale. Trop prolongé, le sommeil entretient l'indolence et la fainéantise, épaissit le sang, alourdit l'esprit. Pris sur la plume, il énerve l'âme et le corps et prédispose à des habitudes vicieuses.

Mais nous ne nous reposons pas seulement par le sommeil, nous nous délassons encore en passant d'une occupation à une autre, et c'est pourquoi nous nous livrons à des divertissements. Or, les principaux divertissements de notre siècle, c'est le jeu de cartes, le théâtre, la danse, la société, la lecture des romans.

Ne sont-ce pas là les occupations qui remplissent la vie d'une multitude de personnes ? S'amuser, telle est la fin pour laquelle nombre de gens se croient au monde. Et il y a des pauvres qui sont sans ressources, des malades qui souffrent et des affligés qui gémissent sans consolateur, et il y a des églises à construire et à orner, des pauvres à instruire, des semblables à édifier, un Dieu à glorifier et une âme à sanctifier et à sauver ! Mais, non-seulement ces amusements absorbent le temps précieux de la vie, qui fuit irréparable, mais ils sont encore des sources empoisonnées et intarissables de douleurs et de mort. L'homme change donc ainsi en principes de mal tous les moyens que le Créateur lui a donnés pour rendre ses jours plus sereins, plus longs et plus heureux.

En effet, que de fortunes a englouties la passion du jeu ! Que de réputations elle a ternies et tachées ! Que de larmes elle a arrachées, de désespoirs elle a enfan-

tés, de mains criminelles elle a armées pour le meurtre
et le suicide !

Et le théâtre, créé pour être une école de vertu, n'est-
il pas devenu l'école de tous les vices ? Mille et mille
fois l'innocence y trouve la mort, le crime, sa justi-
fication ou du moins des excuses, et la famille, la division et la dissolution. Et je ne parle pas des attaques d'apoplexie et d'hystérie, des ruptures d'anévrismes et de cent autres maladies qui lui doivent leur
origine.

Mais qu'est-ce que la danse ? Walter Scott a eu
raison de la définir : *un accès de folie volontaire et
régulier*. Toutefois, ses partisans en conviendront,
c'est là son moindre inconvénient, et même, si l'on
veut, son beau côté. Mais quel est le revers ? Elle sert
le plus souvent de préparation et de prélude à la plus
grave des fièvres du cœur humain et aux désordres
les plus honteux. Elle est, elle-même, dans les lieux
publics, un désordre criant contre lequel proteste la
morale.

Mais que cherche-t-on dans tous ces divertissements ? Pendant que quelques natures froides et calmes n'y voient qu'une distraction et un passe-temps,
le plus grand nombre y est à la poursuite des émotions voluptueuses et de l'ivresse du plaisir. Le goût
et l'amour de ces amusements devient une passion violente qui domine tout, la conscience et même le soin de
la vie. Dieu sait quelles imprudences commettent les
femmes et les filles mondaines, à quels dangers elles

s'exposent parfois pour ne point manquer une soirée.
Où d'ailleurs ne les entraîne-t-il pas, ce besoin impérieux de surexcitations nerveuses? Si elles y oublient
Dieu et ses saintes lois, elles n'y oublient pas moins le
respect d'elles-mêmes et les lois de leur organisme.
En ébranlant et en affaiblissant profondément leur
constitution, en réveillant et en attisant les passions
les plus tyranniques et les plus funestes, ces sensations, ces commotions violentes étouffent dans leurs
germes les joies les plus douces et les plus pures de la
vie, et leur préparent la lie d'un calice d'amertumes.

« La lecture des romans n'exerce pas une influence
moins triste sur le développement des passions, no-
tamment de la paresse, de la peur, de l'amour, du libertinage et du suicide, soit par imitation, soit par
dégoût de la vie réelle. »

« Un fait physiologique qu'on perd beaucoup trop
de vue, dit M. Descuret, c'est que l'homme est essentiellement né imitateur. » Contradiction de notre pauvre humanité ! Contre l'autorité légitime, il crie: « Liberté, indépendance, » et il subit volontiers l'ascendant de ses semblables, il obéit à leur pensée, à leur
geste, à une action secrète et mystérieuse que même
ils ne cherchent pas à exercer sur lui.

En effet, il faut être un saint bien supérieur pour se
garantir tout à fait du prestige des méchants, et il
faut être bien méchant pour ne pas se sentir devenir
meilleur au contact d'un saint.

Cette tendance à l'imitation est générale et réciproque; nous copions pour ainsi dire les autres, et les autres à leur tour nous copient. Tandis que les maladies qui se propagent par contagion ou infection sont en petit nombre, les vices qui se propagent par le mauvais exemple ne peuvent se compter. Insensiblement, les personnes qui vivent ensemble, prennent les mêmes pensées, les mêmes sentiments, les mêmes manières de parler, d'agir et de se vêtir. Chacun perd une partie de ce qui lui est propre et s'inspire des actes et de la physionomie de ses semblables. De cet échange réciproque résultent des habitudes, des mœurs générales et communes.

Mais ce n'est pas seulement le vice et la vertu qui se transmettent par l'exemple ; une foule de maladies nerveuses et tous les travers humains se propagent et se multiplient de la sorte d'une manière étonnante. On en trouve les exemples les plus curieux et les plus tristes dans les histoires de la physiologie et des mœurs humaines.

Qui ne s'est senti menacé de ce fléau? Le mal qui s'appelle erreur, vice, maladie, est dans l'air; soit peur d'en être atteint, soit penchant à l'imitation, soit subordination naturelle à l'état social, on s'en trouve tout à coup envahi.

Or, nous ne vivons pas seulement avec nos voisins ; nous ne vivons pas moins avec nos livres, leurs auteurs et leurs héros, et nous subissons peut-être encore plus l'influence de ce contact que celui des hommes que nous voyons et que nous entendons.

Que de fois, en effet, depuis quarante ans, les cours

d'assises n'ont-elles pas trouvé dans la lecture d'un roman la première pensée d'un crime et l'indication des moyens pour le commettre ! « Le moindre inconvénient de ces productions généralement frivoles, dit M. le docteur Descuret, c'est d'inspirer le dégoût pour les lectures sérieuses et de jeter l'esprit dans une rêverie énervante qui le fait courir après des êtres imaginaires réunissant l'idéal de la perfection. »

A l'occasion des crimes et des suicides si imprudemment retracés dans les journaux, avec les détails les plus émouvants, M. de Latena a dit dans son *Etude de l'Homme* : « Lorsqu'il est si bien démontré que l'exemple a tout pouvoir sur notre imagination, n'est-il pas probable que des hommes démoralisés par la vue continuelle ou par le récit de tous les crimes chercheront à les imiter pour assouvir leurs passions? Conservez donc la publicité qui peut retenir, mais restreignez celle qui peut développer les penchants dangereux. » Ce conseil est d'autant plus nécessaire et excellent, que les convictions sont plus légères, que l'amour du devoir est plus faible, que le scepticisme est plus répandu, et que tout se règle davantage sur la mode et par les idées qui ont cours.

Nous venons de constater que les amusements et les plaisirs sont le but de la vie pour un grand nombre d'âmes ; c'est un crime. Nous avons vu que les délassements qui n'ont pas naturellement d'autre fin que celle de nous rendre nos forces, pour nous permettre de remplir plus exactement nos devoirs, sont trop souvent convertis en divertissements qui aveuglent l'esprit, corrompent le cœur, fatiguent plus que des travaux pénibles, consument et épuisent sans fruit des énergies précieuses, ruinent les santés les plus robustes et engendrent des maladies cruelles. Ici, le crime et la folie se trouvent réunis. Que faire ?

Notre siècle est un siècle de mouvement, d'inventions, de progrès immenses, comme il s'en trouve peu dans l'histoire ; mais, vrai enfant prodigue, il ne s'est servi de son esprit, de son génie et de tous ses avantages que pour se perdre et courir plus rapidement à l'abîme.

Ivre d'orgueil, dévoré par la débauche, dédaigneux de la justice, il mérite bien la définition que l'énergique Romain donnait du sien : « *Etre corrompu et corrompre, voilà ce qu'on appelle le siècle.* » Notre nation surtout ne s'est pas montrée, de notre temps, moins zélée pour la propagation de l'erreur et du vice, qu'autrefois pour la diffusion de la vérité et de la charité. Nous sommes ainsi faits ; nous ne possédons jamais le bien ni le mal pour nous seuls. D'une nature expansive et généreuse, il faut que nous communiquions aux autres ce que nous avons, soit au cœur, soit à la tête.

Malheur au monde, quand c'est le poison que nous aimons !

En face donc de ce prosélytisme de perversion et de corruption, que doivent faire ceux qui ont à cœur de travailler énergiquement à relever notre constitution physique, morale, intellectuelle et religieuse ? Il est naturel que les nations étrangères se tiennent dans une attitude de défiance à notre égard. Elles ne sont pas aveuglées par notre orgueil et nos préjugés ; imitons-les vis-à-vis de ce qu'on appelle le siècle. Commençons par apprendre que s'il a beaucoup de bien, il a aussi beaucoup de mal. Un peu de réflexion sincère nous découvrira cette affligeante vérité. Alors soyons prudents et sages, gardons-nous de retourner boire aux sources empoisonnées, de prendre les conseils de ce maître qui ne mérite plus notre confiance. Ne craignons pas de nous séparer de lui et de renoncer à ses théories, à ses lois, à ses divertissements et à ses fêtes. C'est l'unique moyen d'échapper à sa condamnation ; c'est même le seul moyen de l'arracher lui-même à la malédiction qui le poursuit, car il n'est fort et terrible qu'à cause du concours que nous lui donnons.

Et puis la vérité et la vertu sont plus puissantes que le mensonge et l'erreur, dont elles finiront par triompher. Quand nous en aurons connu les attraits et que nous en aurons goûté les charmes, rien ne pourra plus nous en détacher, car elles nous donneront de l'or, des loisirs, des plaisirs et des joies qui correspondront aux vrais besoins de nos intelligences et de nos cœurs, et nous garantiront un long et heureux usage de notre santé et de toutes nos forces corporelles. Telle est la nature des biens que le Créateur a mis entre nos mains ; nous pouvons, à notre gré, selon que nous sommes sages ou fous, les faire tourner à notre perte ou les employer pour notre bonheur.

Fuyons donc ces divertissements, ces conversations et ces lectures funestes pour nos corps et pour nos âmes ; nos pères s'en sont jadis passés, et ils ne connaissaient pas les maux qui nous désolent aujourd'hui; leur vie était prospère, tranquille autant que pure. Fuyons-les, au mépris de la mode et de l'entraînement, et nous éviterons ces langueurs, ces vapeurs, ces évanouissements, ces suffocations, ces tiraillements, ces attaques nerveuses, ces angoisses enfin qui nous tourmentent. Nous nous sentirons bientôt renaître à une nouvelle vie et nous rendrons grâce à Dieu, et des sacrifices que nous croyons faire maintenant, et des biens que nous aurons retrouvés.

CHAPITRE VI.

De l'influence de la volonté sur la constitution humaine.

Il est grand le nombre des personnes qui rougissent intérieurement de leurs faiblesses et de leurs désordres, qui, aimant la beauté de la vertu et détestant le vice, *voudraient* s'affranchir de l'un et revêtir les livrées de l'autre ; mais, hélas ! comment briser les lourdes chaînes qu'elles traînent ? Comment sortir de leur servitude ?

« Point de vertu sans combat, dit Rousseau. Le

mot *vertu vient de force;* la force est la base de toute vertu.

« La vertu n'appartient qu'à un être faible par sa nature, fort par sa volonté ; c'est en cela surtout que consiste le mérite de l'homme juste; et quoique nous appelions Dieu bon, nous ne l'appelons pas vertueux, parce qu'il n'a pas d'effort à faire pour bien faire. »

Voilà l'explication des gémissements impuissants dont nous avons parlé. Il faudrait de la *volonté*, et il n'y a que des *désirs;* il faudrait de la force, et il n'y a que de la faiblesse.

« Il n'y a point de vertu sans combat. » Combien peu donc sont vraiment vertueux ! « Otons de nos misérables vertus, dit de Maistre, ce que nous devons au tempérament, à l'honneur, à l'orgueil, à l'opinion, à l'impuissance et aux circonstances, que nous reste-t-il? hélas ! bien peu de choses. »

Comment vivons-nous le plus souvent ? Selon la nature, nous laissant aller au courant de ses penchants et de ses désirs. Nous évitons le mal qui nous répugne, nous faisons le bien qui nous agrée ; mais quand évitons-nous le mal qui nous sourit? Quand faisons-nous le bien qui nous répugne ? Que disons-nous? Avons-nous bien toutes les vertus qui sont dans notre tempérament ? Combien, hélas ! nous en laissons perdre ! N'avons-nous bien, d'ailleurs, que les vices qui sont dans notre nature ? Combien malheureusement, n'en greffons-nous pas sur ceux qui nous sont innés ? Quand avons-nous eu la *volonté sé-*

rieuse de nous dépouiller de notre *vieille* peau et de nous revêtir d'une nouvelle ? Tout ce qu'on peut dire de nous de plus favorable, c'est que nous *voudrions* bien être meilleurs ; mais, du reste, nous consentons volontiers à rester ce que nous sommes. Et notre excuse ? Sénèque va la mettre à néant : « Savez-vous pourquoi, dit-il, nous ne pouvons pas réprimer nos passions ? C'est parce que nous croyons ne pas le pouvoir. Bien plus, comme nous aimons tendrement nos vices, nous nous en rendons les protecteurs, et, au lieu de les bannir, nous tâchons de les excuser. La nature nous a donné assez de secours pour réussir à nous soustraire à leur empire, si nous faisons usage de nos forces et si nous les employons toutes en notre faveur. »

C'est vrai, hélas ! nos vices nous sont chers, et c'est pourquoi nous n'avons pas le courage *de vouloir* nous en défaire.

Mais si nous voulions vraiment ! La volonté humaine fut jadis reine, avec une puissance immense, irrésistible. Elle commandait aux affections de l'âme, aux inclinations du corps, à tous les êtres de la nature que le Créateur avait mis tout-à-fait à ses pieds ; elle dominait sur toutes choses, et son autorité absolue était admirablement respectée et obéie.

Hélas ! en se révoltant contre son unique maître, elle a provoqué la rébellion de tous ses inférieurs, et maintenant son sceptre est en partie brisé ; son trône, ébranlé par des attaques incessantes, chancèle ; son

empire est horriblement amoindri ; blessée et désho-
norée elle-même dans sa chute et dans son malheur,
elle n'a plus son prestige ; il ne lui suffit plus de commander pour se faire obéir ; il lui faut le plus souvent
recourir aux *ruses et aux manœuvres d'une politique habile et ferme* pour établir et maintenir l'ordre
dans ses Etats.

Néanmoins, elle est encore vraiment reine. Elle n'a
qu'à se relever elle-même pour recouvrer toute sa
puissance.

Il dépend d'elle que vouloir soit encore pouvoir et
triompher. C'était la foi d'un saint et habile homme :
« Veuillez de tout votre cœur et de toute votre énergie, disait-il, et rien ne sera plus assuré que ce que
vous voudrez ainsi. » « Elle est grande, la force de notre volonté, disait aussi saint Chrysostôme, puisqu'elle
fait que nous pouvons ce que nous voulons et que
nous ne pouvons pas ce que nous ne voulons, pas. »
Il est impossible, en effet, de déterminer jusqu'à quel
point peut atteindre son irrésistible énergie. Tout ce
qu'on peut dire de plus certain, c'est que nous nous
arrêtons toujours en deçà de la limite de nos forces.
Il serait invincible, l'homme qui saurait aller jusqu'au
bout. Voyez les prodiges inexplicables à notre mollesse qu'opèrent ceux qui savent seulement en employer une partie.

Cavour a voulu faire l'unité de l'Italie ; Bismark,
celle de l'Allemagne, et y ils ont réussi malgré des
obstacles en apparence insurmontables ; ils y ont

réussi autant par la puissance de leur volonté que par les intrigues machiavéliques de leur politique scélérate. M. de Lesseps a voulu unir la mer Rouge à la Méditerranée, et, malgré d'innombrables difficultés, le canal de Suez est ouvert à la navigation. Le Mont-Cenis n'est-il pas percé, et la France ne donne-elle pas la main à l Italie à travers son tunnel ? Si l'on veut, bientôt l'Angleterre et la France pourront s'embrasser par-dessous les flots de la Manche.

Mais le monde extérieur est situé hors des frontières du vrai domaine de la volonté ; ce n'est qu'un royaume de conquête qu'elle ne gouverne que de loin, avec une autorité plus ou moins contestée. Le centre de son empire propre, c'est le corps, ce sont les facultés et les inclinations inférieures de l'âme. Là, elle règne avec une puissance reconnue. Elle n'a qu'à commander, et ses sujets obéissent. Elle dit aux jambes: « Marchez, » et elles marchent ; aux bras : « Etendez-vous », et ils s'étendent ; aux mains : « Saisissez », et elles saisissent. »

Elle n'ordonne pas seulement des actes, elle exerce sa domination sur la disposition même de ses membres et jusque sur la santé et sur la maladie ; si bien que qui croit et veut être malade, est bien près de l'être, et qui s'y refuse énergiquement, est bien fort contre le mal. La volonté déterminée et constante de mourir a plus d'une fois donné la mort ; la volonté ardente de vivre a souvent arrêté des hémorrhagies et guérit des affections diverses. Les annales de la médecine rapportent une quantité de faits de ce genre.

Mais écoutons les paroles que Dieu adressa à Caïn; elles nous attestent clairement le pouvoir de notre volonté sur nos passions : « Si tu fais le bien, n'en recevras-tu pas la récompense ? Si tu fais le mal, est-ce que le remords ne sera pas aussitôt aux portes de ta conscience, pour te punir de ton crime ? Car ton *appétit* sera *sous ton empire*, et tu le *domineras*. »

La parole divine est toujours également vraie ; nos passions ont beau être vives, nos inclinations entraînantes, et les attraits du mal puissants, notre concupiscence a beau jeter feu et flammes, l'orgueil, la haine, l'envie et la luxure ont beau gronder avec fureur, il appartient à notre libre volonté de rester maîtresse et de dominer toutes ces tempêtes. Oui, au milieu de tous les transports de l'orgueil et de la colère, elle peut demeurer humble et douce. Au milieu des feux sombres de l'envie la plus noire, de la luxure la plus bouillonnante, elle peut même grandir en pureté et en charité.

Nous pourrions citer ici des témoignages nombreux, des exemples héroïques ; il nous serait facile d'associer la voix des grands hommes du paganisme à la voix des saints de l'Evangile; toutefois, bornons-nous à ces belles pensées de Sénèque : « Rien n'est si difficile ni si ardu que l'âme humaine n'en triomphe, et même, par une application constante, ne se le rende facile. Aucune de nos passions n'est si forte ni si bien maîtresse qu'elle ne puisse être assujettie à la règle. Tout ce que notre esprit commande, nous appartient de ce fait même. Quelques hommes en sont arrivés à ne jamais rire ; d'autres, à s'interdire absolument les désirs charnels, le vin et toutes espèces de boissons. »

Mais nos inclinations naturelles peuvent avoir été développées, fortifiées et exaltées par des habitudes ; la violence injuste peut s'unir à l'entraînement des séductions intérieures et plier de force nos membres au mal ; eh bien, notre âme peut encore rester souveraine et commander avec empire. Elle est hors des atteintes de toutes les puissances créées ; rien au monde ne peut la forcer dans sa liberté ni lui arracher le consentement qu'elle refuse.

N'est-il donc pas incontestable que si nous *voulions* sérieusement et énergiquement, nous transformerions aussi bien vite notre constitution corporelle, nos penchants et nos habitudes ? La médecine et l'hygiène nous fournissent d'immenses ressources ; il dépend de nous de *vouloir* vraiment en user.

Mais vouloir, c'est là le difficile, d'autant plus que nos passions innées ne sont devenues si impérieuses que par la connivence de notre volonté. Il nous faut donc vouloir efficacement le contraire de ce que nous avons voulu jusque-là, parce que nous y avons trouvé notre plaisir. N'est-ce pas impossible ? Non, grâce à l'empire de la religion sur le physique et sur le moral de l'homme.

LIVRE TROISIÈME.

CHAPITRE PREMIER.

De la puissance du sentiment religieux dans
l'homme.
Des ravages de l'irréligion dans la société, dans
l'âme et dans le corps.

La religion n'est pas seulement un devoir essentiel de l'homme envers son Auteur, elle est encore un
des besoins les plus impérieux, un des sentiments les
plus vifs et les plus profonds de la nature humaine.
C'est pourquoi, si l'on peut définir l'homme « un
animal raisonnable » il n'est pas moins exact de le
définir, avec un des philosophes les plus sages et les
plus perspicaces de l'antiquité, « un animal religieux.»

Est-il besoin de prouver cette vérité ? Notre raison
se manifeste par ses œuvres et par le sens intime
qu'elle nous donne de son existence ; le besoin religieux se découvre et s'affirme de la même manière.

Voyez, en effet, tel peuple prenant possession d'un
pays : il commence inévitablement par se bâtir des
demeures ; puis, il n'a pas plutôt satisfait à cette exigence matérielle, qu'il songe à bâtir des temples à la

Divinité qu'il adore, à consacrer des prêtres, à ordonner des cérémonies et des fêtes religieuses.

Interrogez tous les siècles, visitez toutes les latitudes, vous trouverez partout des idées, des lois, des mœurs, des coutumes, des institutions, des façons de se gouverner, de se vêtir et de se nourrir plus ou moins différentes ou même contraires, mais partout et toujours vous rencontrerez ce fait identique : la maison de Dieu à côté de la maison de l'homme.

On a vu des tyrans usurpant les fonctions pontificales et unissant dans leurs mains la puissance civile et la puissance religieuse pour dominer plus complètement leurs sujets et régner tout à la fois sur leurs corps et sur leurs âmes. On en a vu d'autres enflammés du zèle religieux et tentant par la persuasion ou par les armes mêmes d'imposer leurs dieux aux nations subjuguées ; il ne s'en est jamais rencontré jusqu'à nos temps qui aient songé à dépouiller un peuple de sa religion pour le réduire à une profession d'athéisme.

Combien ne faut-il pas que le sentiment religieux soit profondément ancré dans les âmes pour les tenir sous son empire d'une manière si universelle et si complète ! Oui, il faut qu'il soit bien vif et bien irrésistible pour qu'au milieu des ténèbres de la raison et des incertitudes de la conscience, plutôt que de se taire un instant, il prenne ses satisfactions dans les erreurs les plus monstrueuses et les pratiques les plus criminelles et les plus abominables.

Mais son énergie n'est pas seulement attestée par les menées de la politique et par les excès du polythéisme, elle s'est inscrite en caractères de feu et de sang à travers le monde entier.

Les anciens n'ont jamais, dans leurs pensées et dans leurs affections, séparé les autels de leurs foyers ; ils ont toujours combattu *pro aris et focis*. Cependant, c'est lorsque leurs autels ont été spécialement en jeu qu'ils ont mis dans leur lutte une violence et un acharnement qui montrent la supériorité de leurs sentiments religieux sur tous leurs autres amours. On sait les atrocités qui signalèrent la guerre sacrée chez les grecs et les actes de barbarie renouvelés dans les guerres de religion qui ont dévasté une partie de l'Europe moderne. Et toutefois, chez les païens, il ne s'agissait que de punir des sacriléges ; chez les chrétiens, c'étaient des croyances qui cherchaient à prévaloir sur d'autres croyances. Que serait-il donc advenu, qu'adviendrait-il encore, si l'existence même du sentiment religieux était attaquée au cœur de l'homme ?

A force de persévérance dans ses criminels efforts, un individu peut réussir à en étouffer toute manifestation ; mais, pour un peuple, tant qu'il aura quelque vie, le besoin de religion pourra dégénérer facilement en superstition ou même en fanatisme ; quant à mourir entièrement, jamais. Parfois, on le surprend languissant dans un sommeil qui ressemble à la mort ; une secousse suffit pour le réveiller et lui rendre son activité.

Et la preuve, la France, en partie du moins, la donne au monde.

Avez-vous vu ces foules légères, frivoles, superficielles, oublieuses des graves devoirs? il leur fallait de l'or, des fêtes et des plaisirs ; il semblait que la vie religieuse s'éteignît tout à fait dans cette société sensuelle et voluptueuse. Qu'est-il arrivé? Souvent le dégoût des joies mondaines la saisissait, le besoin de religion se faisait sentir à son cœur blasé de toutes les émotions, et elle courait dans les temples pour s'y reposer de ses fatigues, y oublier ses déceptions et se renouveler dans la sérénité de la paix.

Mais, hélas ! faut-il le dire ? Combien ne voyaient et ne cherchaient dans les fêtes religieuses qu'une sorte d'amusement, qu'une source d'impressions nouvelles, qu'une variété dans leurs plaisirs ! Les salutaires enseignements de la foi n'atteignaient point le fond des esprits, ne réformaient rien dans les dispositions des cœurs ; les pensées restaient fausses, les affections déréglées, les mœurs corrompues. Abus criant ! le châtiment ne s'en est pas fait attendre.

Or, qu'a-t-on vu depuis que le malheur nous a frappés? Une multitude d'âmes, qui paraissaient avoir abjuré toute religion, se sont précipitées aux pieds des autels, et se sont réunies aux vrais chrétiens, en revenant à des idées saines, à des sentiments vertueux et à l'accomplissement des devoirs évangéliques.

Mais, ô vitalité prodigieuse du sentiment religieux !

Il déjoue souvent tous les efforts et toute l'habileté de l'impie qui veut l'anéantir et fait explosion au moment où il semble en effet aboli. On connaît l'histoire de Volney. Ce philosophe avait passé sa vie à se moquer de Dieu et à ridiculiser toute religion ; il avait le renom bien mérité d'un incrédule, et peut-être lui-même se flattait-il d'avoir fait en son âme table rase de toute croyance religieuse.

Mais Dieu lui montra, avant sa mort, qu'il avait perdu sa peine à vouloir s'arracher l'âme de son âme, si nous pouvons nous exprimer ainsi. Un jour, Volney allait par mer de Brest à Lorient, croyons-nous. Le vaisseau ayant été surpris tout à coup d'une violente tempête qui menaçait de le jeter violemment à la côte, le grand érudit fut le premier à se précipiter à genoux, avec ce cri de détresse : « Mon Dieu, sauvez-nous ! »

C'est que le sentiment religieux prend ses racines dans les entrailles mêmes de la nature humaine; pour le détruire, il faut au moins mutiler l'humanité. L'impie a beau faire, il en subit longtemps l'empire. C'est en vain qu'il lutte contre ce qu'il appelle l'imaginaire et qu'il jure de ne croire qu'au positif, qu'à la matière ; son goût inné pour le mystère, pour l'inconnu, l'infini, le ressaisit à son insu et il se surprend souvent à rêver sur les ailes de vagues espérances qui n'ont certainement pas leur objet ici-bas.

Dans sa haine de la religion, il peut bien méconnaître le vrai Dieu, lui refuser ses hommages et blasphémer contre son saint nom, mais il ne peut se dépouiller lui-même du besoin d'adorer. Il faut, bon gré malgré, qu'il ait un Dieu aux pieds duquel il se prosterne.

Avare, il adresse ses hommages au veau d'or ; ambitieux, il sacrifie à l'éclat des honneurs ; voluptueux, il courbe le front sous la loi de Vénus ; savant, il demande son bonheur à la science.

Mais le savant dédaigne les connaissances acquises pour courir après celles qu'il n'a pas ; l'ambitieux méprise sa position pour aspirer plus haut ; l'avare laisse ses trésors pour en amasser d'autres. Où et quand s'arrêteront-ils satisfaits ?

Tous les hommes sont aussi poussés à faire fi du présent pour se porter tout entiers vers un avenir magique, inconnu. Où tendent-ils ? quel est leur but ?

Ainsi, tous les hommes sont semblables aux Athéniens ; ils ont nécessairement un Dieu connu à qui ils soumettent leur esprit et leur cœur. Ce Dieu vaudra souvent moins qu'eux ; toutefois, ils se croiront honorés et heureux d'en être les esclaves. En outre, comme l'âme humaine ne peut se rassasier du mensonge et du néant, elle aura des aspirations, des élans, un culte secret pour un Dieu inconnu et supérieur.

Ah ! c'est que le sentiment religieux est la base, le pivot et la force de toute vie humaine. Peuple ou individu, tout est soumis à cette loi universelle. Sans religion, l'homme est un problème insoluble ou plutôt un amas de contradictions ; avec la religion, le mys-

tère de son existence prend un sens intelligible et consolant; c'est un chef-d'œuvre de bonté, de sage-se et
de puissance.

Malheur donc à l'homme qui parvient à éteindre
en lui-même cette flamme divine! Car, bien qu'il
puisse difficilement consommer ce forfait, il le peut
toutefois à parler absolument. N'a-t-il pas le pouvoir de s'arracher un œil? N'a-t-il pas le malheur de
perdre quelquefois sa raison? Il a aussi l'horrible faculté de mutiler pour ainsi dire son âme et de se déna-
turer au point de descendre au-dessous de la brute.
On peut dire qu'il sort alors moralement de son es-
pèce et qu'il se condamne par une folie criminelle, in-
concevable, à traîner une vie ignoble.

Affreuse puissance! exécrable triomphe!

De quelle stupeur n'est-on pas saisi à la vue d'êtres
sans nom qui osent encore s'en glorifier! Encore une
fois, malheur à eux! car tout être humain qui ne sent
plus le souffle céleste ni l'attrait du divin, qui a arra-
ché de son cœur ce principe de sa vie, est un corps
sans âme, un corps dès lors en dissolution.

S'agit-il en effet des Etats? Un ancien a écrit une
profonde et admirable parole qui est écrasante pour la
prétendue habileté des politiques modernes: « Il serait plus facile, dit Plutarque, de fonder une maison
en l'air, sans assises, que de fonder une société sans
Dieu et sans religion. » Et il n'est que trop facile d'en
comprendre la raison.

Qu'est-ce qui fait la force et la solidité du corps

social, sinon la force et la dureté du ciment qui en lie les diverses parties? Nous voulons dire la reconnaissance et le respect par les citoyens de leurs droits et de leurs devoirs réciproques, et du pouvoir supérieur qui a mission de veiller à l'ordre public.

Qu'il n'y ait plus de Dieu, plus de culte à lui rendre, que l'homme soit à lui-même son maître absolu, ne voit-on pas aussitot la conséquence de ces principes ? Si le pouvoir de Dieu est nié, où prendra sa source le pouvoir social? Comment sera-t-il respecté ? Si les droits de Dieu à la soumission de ses créatures sont méconnus, si les devoirs de l'homme envers son auteur sont abolis, comment les droits de l'homme seront-ils admis par l'homme? Comment ses devoirs envers ses semblables seront-ils reconnus et pratiqués ?

Les hommes sont égaux entre eux; nul, de par les attributs de sa nature, n'a le droit de commander à ses semblables ni l'obligation de se soumettre à leurs volontés. C'est Dieu qui est la source de tous les pouvoirs et de tous les droits ; c'est de lui qu'ils découlent dans la société et dans les individus.

Donc, dès qu'il est exclu de l'humanité, que son autorité est renversée, que ses droits sont foulés aux pieds, que les rapports de l'homme avec lui sont bouleversés et détruits, il ne peut plus y avoir de puissance légitime ni de droits sacrés, ni de devoirs sérieux, parmi les êtres séparés de lui. Par conséquent, l'ordre social est impossible et les hommes sont des multitudes d'individus isolés qu'aucun lien, sinon la force brutale, ne peut plus tenir unis ensemble. Toutes les théories politiques, pour remplacer le principe essentiel des pouvoirs et des droits sociaux, sont dépourvues de fondement, de vérité et d'efficacité ; elles sont incapables d'empêcher une seule ruine. Plus que cela, elles ne servent qu'à faire illusion à ceux qui redoutent de pressentir l'horreur de l'effondrement social dont nous sommes menacés.

Dès lors, qui ne voit que la force d'un peuple est proportionnelle à l'activité de sa vie religieuse ? Ce n'est point là une opinion incertaine, un paradoxe méprisable ; c'est un fait invariable dans l'histoire de tous les peuples ; c'est une loi inflexible dont la philosophie montre l'application universelle. C'est une règle sûre pour mesurer ce qui reste de vie à une nation vieillie.

Ne craignez donc rien pour celle qui défend sa foi religieuse jusqu'au martyre et la conserve au prix de son sang ; elle possède une force de résistance qui finira toujours par triompher de la tyrannie.

Au contraire, voyez le peuple en qui s'affaiblit la vie religieuse : il est tourmenté d'inquiétudes, de troubles, de malaises, de défaillances. Déjà il n'est content de rien, il éprouve des besoins de changement et il use son ardeur à la poursuite de chimères.

L'irréligion fait-elle des progrès et envahit-elle la masse de la nation, l'Etat est alors à la merci de l'orgueil, de l'avarice et de l'ambition sans conscience. Plus d'union et de cohésion dans les familles ni dans

4

les cités ; plus de respect ni de soumission pour les lois ni pour le pouvoir qui les édicte. L'amour du bien public est étouffé ; un égoïsme impitoyable est le mobile qui domine les volontés ; la jouissance de la fortune et des plaisirs de la chair, voilà le but où tendent tous les efforts. On n'entend de toutes parts que de mauvais citoyens qui revendiquent une indépendance sans frein, proclament leurs droits et oublient tous leurs devoirs. La société est sur cette masse de cupidités insatiables comme sur un volcan. Ce ne sont que des secousses, des commotions violentes, des révolutions qui succèdent à des révolutions. Rien de ce qui existe n'a plus de valeur, la passion de réforme a dégénéré en rage de destruction. Ce ne sont plus déjà que des cendres et des ruines, et ce n'est pas assez. On se demande en vain les éléments qui resteront pour constituer l'ordre social nouveau que l'on annonce.

Que peut-il donc y avoir de plus funeste que l'impiété à la santé et à la vie des nations?

Mais le dissolvant de l'irréligion ne mine et ne dévore pas moins les constitutions individuelles.

L'impie crie sans cesse : « La paix, la paix ! » Mais ne voyez-vous pas à son agitation fébrile qu'il se ment à lui-même?

Non, « il n'y a pas de paix pour les impies; » car, dit Job, qui a résisté à Dieu et possédé la paix? »

L'impie a dit à Dieu : « Je ne te reconnais pas, tu n'auras pas mes hommages, **car tu** ne peux faire mon bonheur. » Et, du même coup, il s'est jeté aux pieds de toutes les créatures en leur disant : « Vous êtes mes dieux, donnez-moi le bonheur ! »

Mais, ô châtiment terrible ! nous l'avons dit : dès que la justice par laquelle l'homme devait se soumettre à Dieu a été violée, il n'y a plus eu nulle part de justice garantie. Dès que le pécheur a eu poussé contre le Créateur son cri de révolte, toutes les créatures lui ont répondu par un cri semblable de rébellion contre lui. Dès que l'ordre a été détruit au sommet, il a été bouleversé dans toutes les couches inférieures du monde ; la paix et l'unité universelles ont été anéanties.

Nous avons fait entrevoir le rôle important, la mission élevée du sentiment religieux ; le sens divin n'est, en effet, si profond, si étendu, si fort, que parce qu'il doit dominer toutes nos facultés, que parce qu'il doit tenir le sceptre de notre vie tout entière. Il est le ressort et le modérateur par excellence de tous nos sentiments ; il est, avons-nous dit, l'âme de notre âme.

Qu'est donc la raison sans lui? Elle paraît lui être si parfaitement subordonnée qu'elle s'obscurcit ou s'éclaire, qu'elle s'égare ou revient à la lumière, selon qu'il manque ou atteint son objet. C'est que Dieu est la vraie lumière qui illumine toute intelligence venue en ce monde. Les esprits médiocres s'élèvent à des hauteurs supérieures, quand ils ont soin de se tenir sous le rayonnement de ses clartés. Les plus beaux génies

veulent-ils s'en passer et se soutenir de leur propres
forces, ils tombent et se traînent misérablement dans
les plus grossières erreurs et dans les contradictions
les plus humiliantes. Pour la satisfaction d'un orgueil insensé, ils perdent les plus douces joies de la
vérité.

Le cœur de l'impie n'est pas moins tourmenté, car
Dieu est son souverain bien, sa fin suprême, sa béa-
titude parfaite. Le plus grand des malheurs, comme
des crimes, n'est-ce pas de se séparer de lui et de s'en
déclarer l'ennemi? Quand un être se trouve hors de
son élément et de son centre, fût-il, d'ailleurs, dans
le lieu le plus agréable, il n'y demeure que par force.
Quand un membre du corps n'est point à sa place,
quoi que vous fassiez pour le soulager, il ressent des
douleurs cruelles tant qu'il n'a pas été remis en son
état naturel. Ainsi, le cœur du méchant qui s'est révolté contre le Dieu bon, eût-il tous les plaisirs du
monde, s'est voué au trouble, à l'agitation, à une in-
curable souffrance. « Vous nous avez faits pour vous,
ô mon Dieu! s'écrie saint Augustin, et notre cœur est
sans repos jusqu'à ce qu'il se repose en vous. » Sorti
et éloigné de Dieu, c'est en vain, en effet, qu'il se fatigue à chercher le terme de ses aspirations, la paix
dans la possession de son objet désiré ; il s'épuise en
efforts stériles; de quelque côté qu'il se tourne, il ne
trouve que le vide et le néant de toutes créatures, et,
faute de revenir à son centre, il boit jusqu'à la lie le
calice de toutes les déceptions. « Bonheur, tu n'es

qu'un mot ! » c'est le cri qui finit par lui échapper. C'est justice, car c'est la punition de son blasphème : « Dieu n'est qu'un bon vieux mot. »

La volonté de l'impie s'est affranchie de l'autorité divine et prétend ne relever que d'elle-même. Au lieu de se laisser conduire par les lumières de la raison et de la foi, elle impose ses caprices à l'esprit et se donne comme la forme et la loi du juste et de l'injuste. Mais, hélas ! comme elle est vite embarrassée de cette indépendance sans frein ! Quand le mal n'est plus mal à ses yeux, quand le désordre est devenu un droit, le désordre et le mal n'ont plus d'attraits ni de saveur pour elle et ne sont pas loin de lui inspirer du dégoût. L'impie, ici encore, est donc déjà poursuivi du châtiment de son crime et il n'a plus de refuge que dans le désespoir et le néant. Le suicide, n'est-ce pas là le terme où aboutissent tant d'hommes, las de la vie et découronnés de toutes leurs espérances ?

La conscience n'est pas moins, pendant longtemps, une source de tourments pour l'âme irréligieuse, qui ne parvient à étouffer sa voix importune qu'après des efforts persévérants. Au milieu des plus grands désordres, c'est, durant des années, un témoin qui l'inquiète, un accusateur implacable qui la poursuit, un juge sévère qui la condamne. Ses reproches troublent le sommeil du coupable ; ses remords empoisonnent ses joies les plus vives.

Pour trouver enfin quelque paix dans les jouissances du crime, l'impie s'efforce d'effacer en lui l'image de Dieu et de s'étourdir par l'excès même de la débauche.

Qu'arrive-t-il? Cet homme réussit à ne plus rien conserver de ce qui pourrait l'élever et le rattacher à Dieu, et à n'être plus semblable qu'à la bête sans intelligence. Nous l'avons dit, c'est difficile, c'est une victoire qui coûte des efforts aussi persévérants qu'abominables, mais, cependant, c'est une victoire possible. Et il ne faut pas s'en étonner. On prive bien un animal d'un besoin en le mutilant; on laisse bien sécher une plante si on ne l'arrose pas ; le germe le plus vigoureux reste mort s'il ne subit pas l'action de la chaleur et de l'humidité. Comment le sens religieux, dans l'homme, se développerait-il malgré toutes les influences les plus funestes qui l'étouffent, comment résisterait-il à tous les coups qui lui sont portés? Mais supposez l'intelligence humaine la plus parfaite : que devient-elle si elle n'est pas cultivée par l'instruction? Elle reste, pour ainsi, dire, enfouie dans la chair. Supposez la volonté la plus forte en principe, et livrez-la à la pente des inclinations perverses et aux exigences des passions brutales ; elle s'anéantit, on n'en reconnaît bientôt plus les traces.

Mais bien plus, voyez l'homme d'érudition et de génie : qu'il se plonge dans les orgies de la débauche, ne perdra-t-il pas son esprit et sa mémoire? Il n'en est pas autrement du sens divin, de la faculté religieuse. Quelques hommes ont l'affreux malheur de ne recevoir aucune culture religieuse; le besoin de Dieu reste complétement, ou à peu près, assoupi dans leur cœur.

Nombre de personnes ont bien parfois conscience des vibrations du sentiment divin, elles y cèdent par intervalle; mais, hélas! elles l'excitent, le nourrissent et le satisfont si rarement et si légèrement, qu'il demeure languissant. Ces âmes se traînent terre à terre, sous le poids et la tyrannie des besoins matériels ; elles n'éprouvent jamais de ces aspirations brûlantes, de ces élans sublimes qui pourraient les arracher au monde pour les plonger dans l'infini.

Enfin, il y a l'homme qui s'est déclaré l'ennemi de Dieu, qui en chasse la pensée de son esprit, qui en étouffe le sentiment et le besoin dans son cœur aussitôt qu'ils se manifestent, qui épuise toutes les industries de l'impiété pour s'en débarrasser, et qui, à cette fin, s'efforce de mener une vie bestiale et crapuleuse. Comment ne viendraient-ils pas à bout de son horrible entreprise ? Le Créateur n'a pas garanti sa nature contre l'abaissement et la dégradation ; il l'a, au contraire, faite d'une flexibilité merveilleuse et l'a abandonnée à sa libre activité, pour qu'il la perfectionne ou l'avilisse à son gré. Honte donc à ces êtres monstrueux qui, ne conservant plus de l'humanité que les formes animales, se flattent de s'être affranchis de Dieu et de ne plus tenir à rien de divin ! Car, en s'affranchissant de Dieu, ils se sont faits les esclaves de la matière dans sa corruption même, et, en cessant de tenir au divin, ils se sont ravalés au-dessous de la bête.

En effet, une fois que l'homme a détruit en lui le sens religieux, cette sublime faculté qui lui fait dresser le front et élève son cœur vers le ciel, tout ce qu'il y avait en lui de pur, de beau, de bon, de grand, de noble, de magnifique, est anéanti ; tout cela est renversé, abattu, rasé, nivelé en son âme à la hauteur, non, suivant la bassesse et la dissolution de la chair. Dès lors, tout l'ordre est, en lui, bouleversé ; toute l'harmonie est, en lui, rompue, parce que la partie supérieure de son être n'existe plus, si l'on peut dire, pour faire équilibre à la partie inférieure.

Il finit donc par n'y avoir plus dans l'impie que de la chair et le règne de ses honteuses convoitises. Comme il n'a plus les joies de l'âme par l'union au bien suprême, il faut bien qu'il cherche les jouissances de la matière. D'ailleurs, toutes ses facultés intellectuelles et morales étant éteintes, toute l'activité humaine se réfugie et s'accumule dans les organes qui ont les créatures pour objet et pour terme. Abandonnés sans direction aux vents du caprice, les appétits sensuels n'ont plus ni retenue, ni mesure, ni borne dans leur ardeur et dans leurs satisfactions. Bien plus, exaltés aux dépens du besoin religieux, ils ont des explosions et des exigences épouvantables. Manquant du contre-poids nécessaire à leur hideuse énergie, ils précipitent l'homme dans un degré d'avilissement qui n'a pas de nom et le rendent capable de toutes les atrocités et de toutes les abominations.

Or, est-ce que l'âme est seule à souffrir et à se traîner ainsi dans la fange ? Qu'on ne s'y trompe pas : le corps en reçoit de terribles contre-coups. Et d'abord, nous l'avons dit, les désordres et les douleurs de deux substances si intimement unies se répercutent inévitablement de l'une à l'autre. Quand donc on ne considérerait les dérèglements des mœurs, engendrés par l'impiété, que comme causes indirectes, ils seront toujours extrêmement funestes à la santé du corps.

Mais l'impiété est, sous bien d'autres rapports, un principe de maladie et de mort dans l'homme qui s'est interdit la vie divine et qui ne mène plus qu'une vie animale; toutes les énergies de la chair et du sang se concentrent sur certains points déterminés, selon les assions qui dominent en lui. De là, nous l'avons dit, des ardeurs dévorantes, une usure et une consomption précipitées de tout l'organisme.

Et puis, comme il n'a point de repos ni de paix, il ne peut réparer les pertes incessantes qu'il fait. Sa mémoire lui rappelle des souvenirs qu'il voudrait oublier ; son imagination dévergondée lui représente avec obstination des images qui lui font peur ou honte. Sa sensibilité éprouve des aberrations et des perversions horribles qui lui infligent des douleurs intolérables. Ses sens insatiables le fatiguent de leurs sollicitations incessantes. Son sommeil est agité par des songes détestables. Son cœur est un foyer où bouillonnent et grondent l'orgueil, l'envie, la haine, la luxure, la gourmandise et tous les vices. Ses penchants désordonnés et ses besoins multipliés et exigeants le tiennent dans les chaînes d'un esclavage dégradant. Il trouve des contradictions à chaque pas, quand on croirait que tout va au gré de ses désirs.

La privation ne le fait pas plus souffrir que les abus de la jouissance. Il rencontre la tristesse et la douleur où il cherche le plaisir et la joie. La maladie et la mort sont sur le chemin où il poursuit la santé et la vie.

On songe à lui donner des consolations et des remèdes. Vains efforts! Un trouble fatal empêche les bons effets des soins qu'on lui prodigue. Il voit arriver sa fin en maudissant la vie, en regrettant de la perdre et en redoutant avec raison les menaces de l'avenir.

Archimède, armé de son levier, demandait un point d'appui pour soulever le monde. Hélas! pour soulever l'âme de l'impie, tout manque, et le levier, et le point d'appui. Tous les ressorts honnêtes sont usés en lui ; raison, instinct de conservation, affections de famille, tout est impuissant pour l'arracher à son avilissement. Son cœur reste sous l'empire du mal, et son corps sous l'action des habitudes qui le rongent et avancent sa décomposition. Il périt enfin des suites de ses désordres et dans l'impénitence finale.

Nous venons de voir comment l'irréligion fait le malheur temporel et éternel de l'homme qui s'y plonge ; voyons maintenant ce que peut la religion pour nous délivrer du mal moral et du mal physique, et nous assurer la santé du corps et la santé de l'âme.

CHAPITRE II.

De l'influence de la Religion sur l'âme et sur le corps.

Le Créateur nous a faits libres en nous faisant intelligents. C'est, en effet, dans notre intelligence, qui nous permet de voir et de peser les motifs du *pour* et du *contre*, que notre liberté prend ses racines et la première raison de son existence ; aussi sommes-nous d'autant plus libres que nous sommes plus intelligents et plus éclairés.

Or, notre liberté se trouve placée entre le ciel et la terre, entre Dieu et les créatures, entre le bien et le mal, et elle n'est sollicitée à se déterminer en faveur du premier ou du second que par la lumière de la vérité et les attraits du bien, d'une part, et de l'autre, par les inclinations déréglées de la nature et par les attraits trompeurs du mal.

Dans le principe, l'homme a joui d'une paix profonde ; car tous ses besoins, tous ses penchants, toutes ses facultés étaient admirablement proportionnés, coordonnés et équilibrés.

Mais, hélas ! la proportion, l'ordre et l'équilibre furent bientôt rompus par la désobéissance du premier homme. Les facultés supérieures de notre âme furent amoindries, et ses facultés inférieures, aussi bien que les besoins grossiers du corps, furent fortifiées et exaltées. Plus notre intelligence fut obscurcie et notre volonté débilitée, plus elles perdirent d'empire sur nos sens, qui s'insurgèrent et revendiquèrent hautement leur émancipation. Plus elles s'éloignèrent de Dieu et diminuèrent de valeur et d'énergie, moins l'attraction de Celui qui est la vérité et la justice eut de puissance sur elles, selon la loi universelle. Plus nous descendîmes bas et nous nous approchâmes des créatures matérielles, plus aussi les choses inférieures exercèrent un ascendant terrible sur notre âme.

Il n'est donc pas difficile de comprendre quelle est l'influence qui se fait sentir avec le plus d'empire à notre libre volonté. Nos sens ont plus de vivacité et de force que notre intelligence alourdie ; les créatures ont, à nos yeux charnels, plus d'attraits et de charmes que le Créateur. En effet, combien n'avons-nous pas de peine à nous occuper de Dieu, à étudier, à connaître et à goûter les beautés supérieures des vérités spirituelles et éternelles, tandis que les êtres sensibles nous séduisent et s'emparent puissamment de nous. Nous avons besoin d'un généreux effort pour nous soustraire à l'entraînement qui nous porte vivement à les contempler, à les écouter et à les goûter.

Or, notre seule raison et notre seule conscience naturelles suffisent-elles pour nous déterminer en général à fuir les charmes du vice et à rechercher les joies secrètes de la vertu? Non, l'expérience universelle le prouve, car que voit-on dans tous les temps? On voit souvent prosternés aux pieds de quelque créature, et asservis aux vices les plus honteux, ceux des hommes qui ont le plus de raison et de conscience, et le moins de besoins et de penchants désordonnés.

Appellera-t-on au secours de la raison et de la conscience l'honneur et l'intérêt bien entendus? Renfort impuissant. Car qu'est-ce que l'honneur et l'intérêt bien entendus? Est-ce qu'ils ne dépendent pas des idées qui dominent? Est-ce qu'aujourd'hui, dans un certain monde, comme autrefois par le monde entier, l'honneur et l'intérêt ne consistent pas à se satisfaire sans obstacle et sans contrainte? Est-ce que ce n'est pas la fortune et le pouvoir qui donnent de la considération? L'honneur et l'intérêt? Mais qui persuadera à l'avare qu'il est de son honneur et de son intérêt de renoncer à son or ; au voluptueux, de sacrifier ses jouissances et d'embrasser la mortification ; à l'ambitieux, de mettre des limites à ses prétentions et de se contenter d'un sort modeste? Et puis, qui ne sait que les passions, parvenues à un certain degré d'exaltation, foulent aux pieds, non-seulement les lois de l'honneur, mais encore le sentiment même de la conservation? Nous avons entendu de nos oreilles cette horrible et incroyable parole : « Vous dites que nous mourrons pourris de débauches? Sachez que ce que nous désirons, c'est de mourir le plus pourris possible. » Pareillement, l'avare mourra de faim et de

froid, plutôt que de dépenser quelques pièces d'or
pour prolonger sa vie, et l'ambitieux conspirera,
au péril de ses jours, pour arriver au pouvoir,
plutôt que de vivre en repos dans une humble condition.

L'honneur et l'intérêt ne sont donc pas moins impuissants que la raison et la conscience pour assurer
le triomphe de la vertu sur le vice. Il n'y a que la
Religion pour déterminer notre libre volonté à détes-
ter et à fuir le désordre des passions et à pratiquer
les saintes lois du Créateur, pour inspirer enfin un
amour vrai et efficace de la chasteté, de l'humilité,
de la générosité, de la douceur et de la justice à un
cœur d'homme violemment incliné à la luxure, à l'orgueil, à l'avarice, à la colère et à l'injustice.

C'est qu'en effet la Religion seule nous éclaire, nous
échauffe, nous redresse, nous purifie, nous fortifie et
nous transforme, en un mot, comme il convient.

Nous l'avons déjà dit : de nos passions s'élèvent
d'épais nuages qui obscurcissent notre intelligence,
et des cris discordants qui étouffent la voix de notre
conscience. L'homme passionné voit tout à travers sa
passion, il juge tout au point de vue de sa passion.
Troublée et obscurcie par les sombres vapeurs qui
s'exhalent de ce ferment de corruption, la lumière
naturelle vacille, se fausse, devient douteuse et finit
par s'éteindre dans les ténèbres des illusions et du
mensonge.

La lumière surnaturelle de la religion échappe à ce

danger, car elle vient du ciel, sans passer par notre raison, sans subir les déviations et les décompositions de ce prisme si souvent taillé et façonné par les cupidités humaines ; c'est en effet par notre ouïe qu'elle se manifeste à notre intelligence, en lui disant : « Je suis ta loi. » Elle ne dépend donc pas de nos dispositions intérieures et ne varie pas avec elles. Sans doute, les intelligences rebelles se ferment parfois à son accès et refusent de la recevoir. Parfois aussi elles s'efforcent de la falsifier et de l'accommoder à leurs désirs. Erreur grossière ! son intégrité demeure inaltérable, et les corrupteurs ne gardent dans leurs mains que le fantôme de l'erreur qui les abuse, au lieu de la vérité qui les a fuis.

Ainsi, Fille du ciel, confiée à la vigilante sollicitude de l'Eglise infaillible, la lumière divine de la religion est toujours la même ; toujours pure et sainte, elle brille en elle-même d'un éclat indéfectible pour les âmes de bonne volonté, et punit ses persécuteurs en s'évanouissant à leurs yeux et en ne laissant sous leurs coups qu'une ombre d'elle-même.

C'est elle seule qui nous enseigne donc avec autorité et certitude notre origine et nos destinées, qui nous montre ce qui nous en détourne et ce qui nous y conduit. « O âmes ! nous dit-elle, connaissez votre grandeur ! Créées de Dieu à l'image et à la ressemblance de Dieu, c'est pour Dieu que vous existez, c'est à Dieu que vous allez comme à votre fin et au terme de votre repos. Pourquoi donc voulez-vous être heureuses par les satisfactions de l'iniquité. Oh ! le péché ! C'est d'abord le mal de Dieu, car il l'attaque et et le blesse autant qu'il peut dans toutes ses perfections et dans toutes ses gloires. Le péché, c'est donc l'ignorance, la faiblesse, le désordre, la laideur, la honte, la folie, la malice à son comble, le néant multiplié par le néant, le seul vrai mal et aussi la source de tous les maux pour vous. Comprenez en effet qu'en vous séparant de Dieu, il vous met en lutte avec le principe de tout être, de tout bien, de toute grandeur et de toute félicité. Il vous rend donc, autant qu'il le peut, affreux, abominables, impossibles, même dans l'ordre de la nature. Dans l'ordre de la grâce, il vous dépouille de la vie divine, de tous les dons surnaturels, de tous vos mérites et vous rend dignes de tous les maux pour l'éternité. O âmes ! vous condamnerez-vous à toutes les privations, à toutes les hontes et à tous les supplices, quand il vous serait si facile et si délicieux de vous embellir de toutes les perfections, de vous enrichir de tous les biens, de vous couronner de toutes les gloires et de jouir d'une félicité inénarrable pendant l'éternité ? »

« Que les lois de Dieu sont belles et admirables ! Elles font en Dieu l'ordre, la beauté, la bonté, la splendeur infinie ; pratiquez-les, soumettez-vous à leur empire et vous vous approprierez la justice et la sainteté du Très-Haut. Que la vertu est merveilleuse ! Goûtez et voyez combien le Seigneur est doux ; son joug est d'une légèreté et d'une suavité ineffables ; il

donne le repos aux âmes, parce qu'il comble tous les
vides qui sont en nous ; il change toute tristesse et
toute douleur en joies et en délices ; il donne dès
ce monde un avant-goût de toutes les voluptés
divines. Ceux qui adhèrent au Seigneur ne sont
qu'un seul esprit avec lui ; leur intelligence est illu-
minée des ineffables clartés de la vérité infinie ; leur
cœur est enivré des incompréhensibles douceurs de
l'amour sans mesure et sans fin. Tout leur être vit de
la vie, de la gloire et du bonheur de l'Eternel.
O âmes ! est ce que, d'une part, toute la félicité possible, et de l'autre, tous les malheurs possibles pour jamais, ce n'est pas assez pour vous arracher aux séductions des créatures et vous faire céder aux charmes de la vertu ? »

Ce ne sont là, on le comprend, que quelques pâles
lueurs des vérités que la religion fait briller à nos
yeux, que quelques faibles échos des magnifiques
promesses et des menaces terribles qu'elle fait retentir à nos oreilles. Et cependant, que peut-il y avoir de
plus capable de nous inspirer l'horreur du mal et l'a-
mour du bien ? Aussi, combien d'âmes vertueuses par
haine du vice et par affection pour la vertu ! Combien
d'autres fidèles aux plus difficiles devoirs par crainte
des supplices éternels et par espérance des récompen-
ses célestes ! Qui saura le nombre de ceux qui se laissent dompter et captiver par le rayonnement de la
bonté et de la beauté infinies, par la pensée répétée
de l'amour et des souffrances de leur Sauveur ! L'his-

toire du monde est remplie des prodiges de vertu opérés par les héros de la sainteté ; et notre temps, si livré qu'on le suppose à l'empire du mal, n'est peut-être inférieur à aucun de ceux qui l'ont précédé pour le nombre et pour la valeur de ces âmes divines prêtes à tout souffrir plutôt qu'à tremper même le bout de leurs pieds dans la fange de l'iniquité. Et il faut ici faire une remarque importante. Ne sont-ce pas les plus belles intelligences et les cœurs les plus ardents qui, embrassant la perfection évangélique dans toute son étendue, se sont aussi élevés le plus haut dans la sainteté? L'honneur, l'intérêt, toutes les considérations humaines ont souvent prouvé leur impuissance contre le débordement de leurs passions que rien ne paraissait devoir contenir. Que fallait-il pour les sauver, même dans l'ordre du temps? Un rayon de la vérité religieuse tombant sur leurs ardeurs dévorantes ; et ces cœurs, consumés de feux impurs, ont été purifiés et sont devenus le foyer des affections les plus nobles et les plus sublimes; et ces volontés les plus inflexibles et les plus rebelles se sont identifiées à toutes les exigences de la volonté divine avec une docilité merveilleuse. Ce n'est pas que leurs inclinations n'aient tenté mille fois de se redresser pour ressaisir leur empire perdu ; les difficultés de la lutte ont prouvé la force des liens qui les enchaînaient, et leur supériorité sur tous les motifs humains. Combien souvent ces chrétiens, aux prises avec leurs penchants fortifiés peut-être de vieilles habitudes, ont-ils pu s'écrier :

« Ah! s'il n'y avait pour me contenir que ce monde qui me surveille! Mais non, Dieu me voit, sa justice plane sur ma tête ; ses châtiments m'épouvantent, ses couronnes m'attirent. Et puis, ô mon Dieu ! serait-il possible que je sois infidèle à votre amour? Oh, non! vous êtes mon Dieu, soyez à jamais mon tout. » Et la pensée même du mal était vaincue, et du même coup l'exaltation nerveuse et le mouvement des humeurs s'apaisaient, et la paix, avec la santé, revenait tout à la fois dans l'âme et dans le corps.

CHAPITRE III.

De l'influence de la Religion sur l'âme et sur le corps (suite).

Vouloir réellement et efficacement renoncer aux plaisirs du vice et vaincre nos inclinations et nos habitudes perverses les plus chères, pour nous attacher à la vertu qui nous impose des efforts et nous trace un chemin plus ou moins étroit, tortueux et escarpé, c'est là le difficile.

Nous venons de voir comment la religion, par les vérités dont elle éclaire notre intelligence, et par les motifs dont elle fait sentir le poids à notre volonté, nous ébranle et nous détermine au sacrifice des satisfactions illégitimes et à la pratique onéreuse des devoirs nécessaires. Mais n'est-il pas bon d'étudier avec quelques détails la tendre sollicitude et la profonde sagesse avec lesquelles l'Eglise catholique s'efforce de combattre l'éclosion du vice et de développer les germes de vertu dans les âmes de ses fidèles ?

Mère pleine d'un vigilant amour, elle a les yeux ouverts sur l'enfant et prépare sa venue, même avant sa conception, et c'est pourquoi elle consacre aux pieds des autels l'union légitime des époux, afin de la rendre sainte, indissoluble et heureuse.

Dès que l'enfant a vu la lumière, comme elle sait que tout fils de la femme naît impur et enclin au mal, elle l'appelle dans son propre sein pour l'y régénérer, lui communiquer une vie plus haute, des facultés, des aptitudes et des besoins supérieurs qui feront le contrepoids de ses inclinations et de ses faiblesses naturelles.

Puis, à mesure qu'il grandit et qu'il ouvre non plus seulement les yeux de son corps aux clartés du soleil, mais les yeux de son esprit aux clartés de la vérité, elle l'entoure d'une sollicitude plus affectueuse et plus dévouée. Elle enseigne et elle inculque avec force aux auteurs de ses jours qu'ils ne doivent pas se contenter de veiller sur sa vie temporelle, afin d'en écarter tout danger, et de pourvoir à tous ses besoins matériels, mais qu'ils sont chargés devant Dieu du soin de la vie divine qui a été déposée en lui par l'acte régénérateur. « Malheur ! s'écrie-t-elle, à celui qui scandalise le plus petit de mes enfants, car leurs anges, qui voient la face de leur Père du Ciel, témoigneront

contre lui au jour du jugement. Pères et mères, ré-
pète-t-elle, vous rendrez compte des âmes de vos fils
et de vos filles, et je rechercherai dans vos mains, au
prix des vôtres, celles que vous aurez laissé perdre. »

Pour elle, ne pouvant s'en rapporter tout-à-fait à
la sagesse et à l'affection des parents, elle s'applique,
par l'entremise de ses ministres, à cultiver avec une
constante tendresse les vertus surnaturelles créées par
le baptême dans ces jeunes âmes. Elle leur apprend à
connaître leur Créateur, leur Modèle, leur Maître,
leur Sauveur et leur fin ; elle les initie de la sorte aux
plus admirables mystères du Ciel et leur montre le chemin qu'ils doivent suivre ici-bas pour éviter les écueils
et réaliser leurs immortelles destinées.

Mais, est-ce qu'elle se borne à des recommandations
générales ? Non, elle formule les prescriptions les
plus détaillées et les plus propres à venir au secours
de la faiblesse et de l'imprévoyance humaines. Sachant
qu'il est plus facile de tuer le serpent dans son germe
que lorsqu'il a atteint la plénitude de sa force, elle
prévient autant que possible le danger qui menace
ses enfants, et leur interdit de s'arrêter et de se délec-
ter à la pensée et au désir du mal.

Combien, en effet, sont ignorants des lois supérieures de l'ordre moral et des lois physiologiques de
la vie humaine, ceux qui revendiquent la liberté absolue des pensées, des désirs et des paroles!

Est-ce que l'autorité divine ne s'étend pas également sur les actes de l'esprit de l'homme et sur les ac-

tes de son corps? Est-ce que l'homme est moins déréglé, coupable et malheureux pour affranchir son intelligence des lois de la vérité, que pour affranchir son corps des lois de la morale? Est-ce que la pensée n'est pas le germe du désir, et le désir, ne l'est-il pas de l'action? C'est précisément l'exaltation de la pensée entretenue et la fièvre du désir échauffé qui ôtent à l'homme une grande part de sa liberté et le courbent sous le joug de ses passions.

« Cette répulsion des vains désirs, dit le docteur Devay, imposée par le christianisme, n'est point l'effet d'une tendance mystique, comme on le dit souvent dans le monde ; c'est au contraire l'application directe et positive des lois du domaine moral. En étouffant les vains désirs, images fausses et mensongères, elle délivre la raison d'un dangereux servage ; puis elle fournit un aliment à l'activité de l'âme, en assujettissant l'homme à la pratique journalière des devoirs individuels et sociaux ; ce n'est pas une chose de peu d'importance pour le traitement des passions. »

L'Eglise catholique porte ainsi son attention sur les premiers mouvements de l'esprit et du cœur, et tâche d'aller au devant des inclinations déréglées. Elle ne s'efforce pas moins d'entourer ses enfants d'une forte dose de prudence et de circonspection contre les dangers du dehors. Nous avons dit plus haut combien sont funestes aux âmes et aux corps certains jeux et divertissements, aussi bien que la société des méchants. Certes, ce n'est pas l'esprit du monde qui en préservera les jeunes générations, c'est au contraire lui qui leur tend des piéges, en masque le péril par des attraits séducteurs et y attire les étourdis et les aveugles. La religion seule, qui sait le prix des âmes rachetées par le sang de Jésus-Christ, les avertit dans son effroi maternel, et met tout en œuvre pour leur inspirer la vraie et solide sagesse, et pour détourner leurs pieds imprudents des embûches perfides. C'est elle qui leur apprend que l'homme devient semblable à ses pensées, à ses désirs et aux pervers dont il aime la société ; qui leur rappelle que celui qui se plaît dans le danger périra dans le danger.

Aveuglement étrange ! Chaque jour l'expérience nous prouve que le charbonnier se noircit les mains et le visage dans son rude labeur, que ceux qui vivent dans les lieux infectés de la peste tombent victimes du fléau, et nous avons de la peine à nous persuader que les libertins inspirent le libertinage, que les ambitieux, les avares, les médisants et les impies répandent la contagion autour d'eux et communiquent le poison dont ils sont morts à ceux qui les fréquentent ; et si la religion ne nous rend pas défiants, si, par ses admirables industries, inventées à l'appui de ses conseils, elle ne nous retire pas des bords de l'abîme, nous nous laissons aller selon les circonstances, et nous sommes entraînés au courant des plus détestables passions. Malheur aux prétendus sages qui, pour avoir trop de confiance en leurs forces, croient pouvoir se dispenser de la vigilance, de la retenue et de la prudence que prescrit l'Eglise ! Pour une fois qu'ils échappent au naufrage dans ces dangereuses épreuves qui compromettent inévitablement leur sûreté, vingt fois ils se briseront plus ou moins cruellement contre les écueils, y perdront le goût des choses divines et se livreront à la tyrannie des appétits terrestres.

Mais c'est ici que nous allons surtout comprendre la merveilleuse puissance de la religion pour nous rendre supérieurs aux besoins désordonnés du corps et nous affermir dans le bien-être de la vertu.

Le sentiment religieux, inné en nous et enraciné jusque dans les dernières profondeurs de la nature, n'est, en principe, qu'un germe faible et délicat qui a besoin de nourriture, d'accroissement, de soins et de protection. N'en est-il pas de la sorte pour toutes nos facultés et pour tout notre être ?

C'est pourquoi, lorsque ce germe n'a jamais été excité par une humidité et par une chaleur célestes, si nous pouvons parler ainsi, il n'est guère capable de résister à la glace de l'impiété, qui, si elle ne réussit pas à l'étouffer tout à fait, le tient enchaîné dans sa faiblesse et paralyse toutes ses tendances à s'élever dans la vie.

Mais qu'il soit exposé aux rayons bienfaisants de la religion, aussitôt il s'épanouit, il se développe, il grandit, il se fortifie au point de pouvoir supporter victorieusement les épreuves inévitables les plus graves.

Toutefois, faut-il pour cela que l'action de la religion ne soit pas entravée ou même annihilée par les mauvaises dispositions de la volonté personnelle. Que de fois on se plaint de ne pas trouver dans la religion la lumière, la force et les joies qu'elle promet! Hélas! par malheur, la conduite enlève toute autorité à ces récriminations.

Ames ardentes, vous consentiriez à recevoir votre bonheur des mains de la religion; mais consentez-vous également à soumettre à son empire votre esprit, votre cœur et votre volonté? Que votre conscience réponde ! Ah! vous le savez bien, ce sont les plaisirs seulement, et non les devoirs de la religion, que vous aimez et recherchez. Supposons que vous connaissiez le chemin du sanctuaire et que vous vous adonniez même à quelques exercices de piété, n'est-il pas vrai que le plus souvent Dieu n'est presque pour rien dans ces saintes pratiques, que la vanité, la sensualité, la coutume ou l'amusement y prennent la plus grosse part et que votre esprit et votre cœur en sont absents, ou bien, y sont vides des pensées et des sentiments de la foi?

Nous avons parfois entendu ces désolantes paroles : « Nous voudrions bien croire avec conviction, mais nous ne le pouvons pas. » Qu'on y prenne garde, c'est l'indisposition, pour ne pas dire l'opposition de l'esprit et du cœur qu'on accuse, plutôt que l'on ne s'inscrit en faux contre la vérité religieuse.

C'est qu'en effet, pour goûter la religion, il ne suffit

pas d'en avoir un désir quelconque. Dieu ne se révèle pas toujours de force aux Saüls qui le persécutent, il ne poursuit pas toujours sans se lasser les Augustins qui le fuient obstinément, il ne réveille pas toujours de leur sommeil ceux qui veulent opiniâtrement dormir.

Si la foi est avant tout un don gratuit de sa libéralité, le concours de la volonté humaine n'y est pas tout-à-fait étranger. Ce n'est pas que le Sauveur ait besoin de nos dispositions. C'est assez de sa bonté et de sa puissance pour créer en nous les vertus divines. Et parfois il lui plaît d'illuminer comme malgré eux les esprits ennemis de l'Evangile, et de transformer en un instant des cœurs ancrés dans le mal. Toutefois, il aime les âmes droites, sincères, humbles et dociles, et c'est à elles qu'il fait ordinairement ses plus riches faveurs.

Au contraire, les esprits hautains et superbes, les cœurs impurs et artificieux lui inspirent du dégoût et de l'éloignement. Nos mérites naturels n'ont certes aucune proportion avec les grâces surnaturelles, et ce n'est point comme récompense des premiers que Dieu nous accorde les secondes, mais nos crimes et nos vices peuvent cependant nous rendre spécialement indignes des effusions ineffables de sa bonté.

Toutefois, bien souvent encore, malgré ses répugnances et notre indignité, Dieu fait rayonner jusqu'à nous la lumière de la vérité et la chaleur de son amour. Hélas! ses attraits et ses invitations ne trouvent en nous qu'insensibilité ou même résistance positive? Avons-nous le droit de nous plaindre des langueurs de notre foi et des déceptions que nous prétendons rencontrer dans la religion? Nous sommes attachés aux créatures et nous ne voulons pas renoncer aux jouissances illégitimes qu'elles nous donnent; comment osons-nous aspirer à jouir des plaisirs divins, nous tenant criminellement si loin de Dieu? Nous tentons l'impossible quand nous voulons ainsi associer en nous Jésus-Christ et Bélial, et goûter tout à la fois les voluptés mondaines et les délices célestes.

Du reste, comment savourer les joies de la religion, quand on lui ferme la porte du cœur et de l'esprit, et qu'on se refuse à en remplir les devoirs? Que de gens qui ne veulent de la religion que ce qui leur plaît, et rejettent, sans scrupules, ce qui ne leur convient pas! Combien qui se croient le droit de se faire leur religion à leur guise, et se révoltent contre celle que Dieu veut leur imposer! Et ces âmes sont étonnées de ne pas trouver une saveur divine aux inventions de l'orgueil de leur esprit et de la corruption de leur cœur? Et elles s'excuseraient de se livrer à leurs penchants, parce que la religion les a trompées et ne leur a pas donné le vrai bonheur? Etrange prétention!

Sachons-le bien, si nous voulons trouver la vérité révélée lumineuse, il faut ouvrir nos yeux à ses clartés; si nous voulons trouver la sainteté chrétienne délicieuse, il faut nous l'approprier en nous soumettant à son empire. L'Evangile l'a dit : « Celui qui pratique la vérité vient à la lumière, et celui qui hait la lumière, parce qu'il veut vivre au gré de ses penchants, demeure fatalement dans les ténèbres » et se condamne à la peine.

Mais voyons ce que la religion peut, non sur l'âme qui lui résiste et s'enferme en elle-même, mais sur l'âme qui s'abandonne à sa puissance, et se laisse travailler, façonner, modeler comme une cire molle.

Quand l'Evangile trouve un terrain si généreux, qui ne demande qu'à recevoir de la semence pour produire en abondance les plus belles récoltes, il s'en empare énergiquement et fait vibrer toutes ses fibres les plus nobles avec une force admirable. C'est que rien ne correspond mieux que lui aux aspirations et aux besoins les plus vrais de l'homme ; rien ne peut mieux que lui nourrir et satisfaire son esprit et son cœur.

Et d'abord, il échauffe et développe en nous le sens divin et émousse les sens terrestres ; il active l'énergie de notre faculté religieuse et affaiblit la puissance de nos penchants matériels ; il calme notre ardeur pour les biens temporels et irrite notre appétit des biens éternels. Comment ? D'un côté, il nous montre le néant de toute créature et le mensonge des attraits terrestres ; de l'autre, il nous découvre Dieu comme notre principe, notre maître, notre soutien et notre terme. Il nous fait voir en lui la vérité suprême à laquelle aspire notre intelligence, le bien souverain dont notre cœur est avide, la loi qui met en la volonté et en les autres facultés humaines, la justice, la sainteté et l'ordre divins. Que faut-il de plus pour ravir l'âme tout entière, pour l'arracher à la tyrannie du monde, lui donner des ailes et la tenir bien haut ?

Mais la religion ne se contente pas de lui manifester de loin l'éclat de la lumière céleste et les charmes du vrai bien, elle lui donne la jouissance de la vérité par la foi, des richesses éternelles par l'espérance, de Dieu lui-même par la charité, de la beauté morale par la sainteté de ses mœurs. C'est dire combien l'intelligence humaine s'enflamme d'amour et de zèle pour la science divine et combien elle se sent une vive répulsion pour l'erreur. Le cœur, dégoûté des affections grossières, épris de la beauté infinie, gémit d'être encore enchaîné à la terre et de ne pouvoir s'unir sans obstacle à l'objet de ses élans. La volonté se trouve si bien dans l'ordre établi de Dieu, que le droit est son premier mobile, et que toute injustice lui répugne. Les inclinations, même les moins nobles, se redressent et se purifient sous l'empire de la loi divine, et se transforment en des habitudes de vertu si solides, que tout dérèglement devient une peine. La conscience acquiert une délicatesse et une sensibilité si étonnante, qu'elle paraît personnifier les règles de la morale, et que tout ce qui lui fait horreur est déshonnête, et que tout ce qui lui plaît est légitime. Ainsi, l'âme chrétienne, sous l'action de la religion, prend les goûts les plus nobles, s'échauffe des affections les plus saintes, et mène une vie supérieure. Ce qui était bas en elle s'élève chaque jour ; ce qui était grossier se spiritualise de plus en plus ; son corps lui-même se divinise.

Ce n'est pas qu'il ne lui faille point lutter contre les inclinations perverses ; parfois le combat est rude et long, mais la religion l'éclaire de nouveau, lui montre des exemples encourageants, soutient sa faiblesse par des exhortations puissantes, la couvre d'une armure invisible, lui met aux mains le glaive de la prière, et ne l'abandonne pas un instant.

L'âme chrétienne succombe-t-elle ? La religion lui tend encore la main, l'aide à se relever, panse ses blessures, et la replace sur le chemin du ciel. La voilà qui marche, qui avance. La religion ne lui dit jamais : « C'est assez. » Au contraire, elle la pousse toujours en avant, lui montrant les degrés infinis de la perfection divine, et l'embrase d'une vive ardeur pour courir dans la voie du progrès.

Mais ici s'applique une loi du monde physique. Les corps célestes s'attirent en raison directe de leur masse, et en raison inverse du carré de leurs distances. Plus donc l'âme s'éloigne du mal et s'approche de Dieu, plus elle échappe à l'attraction du premier, plus elle éprouve l'attraction du second. Son besoin de la créature diminue, son besoin du Créateur augmente. Le vice lui devient plus odieux, et la vertu plus aimable.

Il est vrai que le monde pervers essaie de ranimer ses passions mourantes et de tenter sa fragilité par l'éclat de ses fêtes et par la séduction de ses plaisirs. Mais la grâce divine pénètre son cœur d'une joie délicieuse qui la fait triompher de ces dangers et la convie, par la voix de l'Eglise, sa mère, à des fêtes admirables qui lui donnent un avant-goût des fêtes de l'éternité.

Quelle admirable sagesse dans l'institution, dans l'organisation des rites et des solennités de la religion! Aux sens de l'homme, insatiables d'impressions, à son imagination ardente, pouvait-on jamais rien offrir de plus saisissant et de plus salutaire que les cérémonies catholiques ? Les mondains y viennent chercher leurs plaisirs les plus délicats, et, cependant, ils n'en pénètrent point le sens. Quelle variété! quelle harmonie ! Depuis la simple bénédiction de l'eau jusqu'à la célébration de l'auguste Sacrifice, depuis la Circoncision jusqu'à la Saint-Sylvestre, c'est une suite magnifique de mystères, tantôt joyeux, tantôt tristes, tantôt glorieux, mais toujours touchants et sublimes, qui font passer le fidèle par les émotions les plus suaves et les plus variées. L'intelligence, le cœur, l'imagination, la mémoire, les sens, toutes les facultés humaines y trouvent un aliment céleste, une jouissance divine. Quelles que soient les aptitudes des esprits, ils peuvent tous s'y baigner dans de ravissantes clartés, s'échauffer aux flammes de l'amour le plus enivrant et y savourer les joies les plus délicieuses. Le pâtre des montagnes se mêle aux heureux bergers, appelés par les anges autour de la crèche de Bethléem, tandis que les génies, portés sur les ailes de l'aigle de Pathmos, contemplent le mystère ineffable de la génération éternelle. Et toute âme peut ainsi, selon sa puissance, parcourir l'immense sphère des vérités catholiques, et sentir son cœur palpiter sous le souffle des impressions les plus diverses. Maintenant, si vous le voulez, ce sont les joies de l'action de grâces ; tout-à-l'heure, ce seront les élans de la prière ; hier, c'étaient les gémissements du repentir ; demain, ce seront les anéantissements de l'adoration et les enthousiasmes de la louange.

Eh bien ! qui ne voit que de la sorte la religion fait un bien considérable à la santé du corps, en même temps qu'à celle de l'âme ? Les passions, avons-nous dit, allument et entretiennent une fièvre pernicieuse dans l'esprit, dans le cœur, dans les membres ; elles faussent les pensées, corrompent les désirs et consument nos organes. Or, n'échappe-t-il pas victorieusement à ces ravages, l'homme qui développe en lui-même, à ce point, la vie supérieure et divine ? En s'emparant de ses facultés, en le dirigeant vers un but moral et purificateur, en absorbant leur activité dans des idées et des affections saintes, la religion fait une diversion on ne peut plus salutaire au courant des humeurs et à la tyrannie des habitudes. En outre, la variété et l'harmonie des mystères et des sentiments religieux empêchent toute concentration funeste de chaleur, activent la circulation générale et tiennent les énergies vitales sagement réparties dans tout l'organisme. Combien, dès lors, ne contribuent-elles pas à entretenir la santé, à détourner les maladies avant leur éclosion, et à les guérir quand elles ont éclaté ! Il est donc vrai que la religion est capable de faire notre bonheur, tout à la fois dans ce monde et dans l'autre.

CHAPITRE IV.

De la douleur modérée et du renoncement selon l'Evangile.
De leurs bienfaits dans le corps et dans l'âme.

Renoncement, douleur, mortification ! à ces mots la nature frémit et se révolte. Il est donc bien vrai que nous n'avons point été faits pour souffrir et mourir ! Oui, mais pour le châtiment de nos fautes, la souffrance et la mort se sont abattues sur nous comme des vautours insatiables, ou plutôt, vraies tuniques de Nessus, elles nous enveloppent, s'attachent inséparablement à notre existence et en sont la condition inévitable. Impossible de leur échapper ; quelque part que nous fuyions, elles nous poursuivent ou se trouvent embusquées sur notre passage, Elles rôdent autour de la femme qui va enfanter, elles attendent l'homme au sortir du sein maternel et lui arrachent des cris avec des larmes ; puis elles le suivent pas à pas dans le chemin accidenté de sa vie. Où ne les trouve-t-on pas ?

L'homme a-t-il des besoins? c'est la douleur qui l'en avertit. Dépasse-t-il la limite des satisfactions nécessaires ? la douleur lui fait expier cet excès. Se donne-t-il un plaisir défendu, parce qu'il n'y a aucun droit ? la douleur en est encore la réparation et le contre-poids indispensable. Travaille-t-il? il souffre de la peine. Ne travaille-t-il pas? il doit souffrir deux fois, d'abord pour être pécheur par nature, et ensuite pour ne pas se soumettre à la loi de la pénitence.

Toute la vie est ainsi un enchaînement et un tissu de douleurs innombrables mêlés de quelques plaisirs. Enfin, la source de nos larmes étant desséchée, notre sensibilité étant épuisée, nos organes étant usés, il nous faut absorber la lie de notre calice d'amertumes jusqu'à la dernière goutte, il nous faut souffrir la dernière angoisse et mourir.

Ah ! je comprends qu'ils maudissent le jour qui les a vus naître, ceux qui n'ont point de foi ni d'espérance. Qu'est en effet la vie pour eux, sinon une cruelle déception et une amère dérision? A quoi bon naître, si c'est pour une fin si triste? Que signifient même les quelques instants de plaisir arrachés à l'empire de la douleur? S'il n'y a rien après lui ni au-dessus de lui, l'homme n'est que la misérable victime d'une horrible fatalité.

O âmes chrétiennes! n'avez-vous pas d'autres pensées et d'autres espérances? Qu'entends-je? D'ici, c'est : « ou souffrir ou mourir; » de là c'est : « toujours souffrir et ne jamais mourir. » Et ce sont les plus

éclairées et les plus grandes d'entre vous qui tiennent
ce langage ? Qu'est donc la douleur dans les chrétiens ? Je vois des légions de pénitents exténués de fatigues et de privations, des milliers de martyrs à demi
consumés, sourire tous avec le sourire des anges, au
milieu même des plus atroces souffrances. Oh ! la douleur chrétienne, c'est un mystère dont le monde ne
peut avoir l'intelligence. Nous parlerons plus loin de
la souffrance comme moyen d'expiation et de rédemption. Nous n'en dirons ici quelques mots que comme
moyen de guérison corporelle et de perfectionnement
moral.

Quoique rigoureusement vrai, ce que nous allons
dire surprendra une multitude de personnes ; c'est
que la douleur est, entre les mains des médecins, un
des instruments les plus énergiques et les plus em-
ployés dans le traitement d'une foule de maladies lo-
cales. Ah ! sans doute, ces hommes de la science sont
contraints souvent de pratiquer des opérations cruelles qui n'ont certes pas la douleur pour objet ; comme
alors ils désireraient pouvoir en exclure la souffrance,
si c'était possible ! C'est d'ailleurs le bienfait qu'ils demandent aux inhalations des vapeurs anesthétiques.
Toutefois, souvent aussi les blessures, les plaies, les
inflammations sont les moyens mêmes auxquels ils
demandent la guérison de leurs malades. Nommer les
ventouses, les vésicatoires, les cautères, les sina-
pismes, c'est ne nommer qu'un nombre insignifiant de
la liste des irritants et des révulsifs auxquels ils ont

recours dans maintes circonstances. En produisant
une lésion, une irritation sur certaines parties du
corps, ils tâchent d'y attirer les humeurs, la chaleur,
l'inflammation qui incommodent ou tourmentent un
autre membre malade.

Ainsi la lésion accidentelle joue le rôle de dérivatif,
et la cure d'une maladie grave s'obtient de la sorte
par la génération d'un mal plus léger.

Du reste, combien de personnes périssent pour n'a-
voir pas souffert à temps. C'est une vérité banale que
certains hommes meurent par excès, aussi bien que
d'autres par défaut de vie. La pléthore n'est pas moins
funeste que l'épuisement et ce n'est pas sans un réel
danger que nous laissons accumuler en nous une
exubérance de forces sans proportion avec notre tempérament. Voilà pourquoi, ainsi que nous l'avons dit,
le jeûne et l'abstinence ecclésiastiques sont des institutions salutaires tout à la fois au corps et à l'âme.

Mais combien souvent ne remarque-t-on pas ce fait
étrange ? Les hommes qui sont parvenus à l'âge de 60,
70 ans sans avoir fait de maladie, sont ordinairement
emportés par la première qui les atteint. D'autre part,
d'autres hommes passent, deux, | trois fois dans le
cours de leur vie, par des crises extrêmement dangereuses et prolongent leurs jours sans trop d'incommodités jusqu'à une vieillesse fort avancée. Ne faut-il pas
que, par l'exercice de nos organes, il se forme dans
notre constitution des germes de maladie que la nature
doit éliminer à temps, si elle ne veut pas compromet-

tre son salut ? Nous devons donc conclure que nous pourrions prévenir une foule d'infirmités douloureuses si nous savions, par intervalle, nous imposer avec intelligence quelques privations accidentelles, quelques souffrances passagères. De la sorte, nous payerions d'avance et par parties notre tribut à la douleur, et en ouvrant aux maux qui s'accumulent une voie d'écoulement insensible, nous pourrions conjurer à peu de frais les plus graves maladies.

Rappelons-nous ce tyran de Syracuse qui voulut prévenir les coups de la fortune en mettant une ombre au tableau de sa prospérité trop constante, par le sacrifice volontaire d'un de ses joyaux les plus précieux. Il est également impossible que notre vie soit sans épreuves et sans revers ; tâchons dès lors de détourner par la souffrance volontaire les dangers sérieux qui peuvent nous menacer. Si nous devons craindre que l'excès de la douleur brise notre organisme, nous ne devons pas moins redouter que l'excès du bien-être le corrompe et le fasse tomber en dissolution. N'hésitons pas à le dire, une vie qui s'écoule dans une satisfaction continue, sans mélange de contradictions et de souffrances, ne peut être forte et élevée, courageuse et résistante à l'épreuve. Voyez ces arbres plantés le long des eaux, dans un terrain bien engraissé et heureusement exposé aux chauds rayons du soleil, comme ils croissent avec rapidité ! Ils acquièrent en peu d'années des dimensions énormes. Mais, hélas ! leur bois est blanc, tendre, léger, sans raideur, sans solidité ni durée. Voyez au contraire ces chênes qui enfoncent lentement et péniblement leurs racines sur le flanc septentrional de cette colline, au milieu d'un terrain rocailleux et presque aride ; ils se développent insensiblement, ils mettront deux siècles pour atteindre leur maturité, mais aussi quel bois dur, solide, résistant, indestructible !

Il en est ainsi des hommes ; voyez le petit indigent, il est mal chaussé, mal vêtu, à travers la pluie, la neige et tous les mauvais temps ; ses pieds, ses mains, son visage sont sillonnés de gerçures cuisantes, et il n'a jamais un rhume ni aucune incommodité. Il grandira dans la pauvreté et dans les privations, et il sera un jour robuste et capable de toutes les fatigues.

L'enfant du riche, qui grandit à ses côtés, est bien différent ; rien ne manque à ses aises, tous ses désirs sont satisfaits ; il ne connaît ni le froid, ni le chaud, ni la faim ni la soif ; mais, en retour, il est souvent malade, il ne se conserve qu'au prix des soins les plus coûteux ; il est faible, délicat ; on pressent qu'il aura de la peine à parcourir la carrière d'un homme.

C'est que la jouissance énerve et amollit, tandis que la douleur éprouve et endurcit.

« La douleur, dit Donoso Cortès, est souveraine pour apaiser le feu de la passion. L'orgueilleux ne souffre pas sans perdre quelque chose de son orgueil ; l'ambitieux, quelque chose de son ambition ; le colérique, quelque chose de sa colère ; le luxurieux, quelque chose de sa luxure. En même temps qu'elle nous ôte ce qui nous dégrade, elle nous donne ce qui nous embellit. L'homme dur ne souffre pas sans se sentir porté vers la compassion ; l'homme hautain, vers l'humilité ; le voluptueux, vers la chasteté.

« Nul ne sort amoindri de cette grande fournaise des douleurs ; l'immense majorité en sort avec de hautes vertus qu'elle n'avait jamais connues. L'impie en sort religieux ; l'avare, prodigue d'aumônes ; l'homme au cœur sec, avec le don des larmes. Il y a dans le plaisir je ne sais quoi d'énervant et de corrupteur qui porte en soi une mort silencieuse et cachée ; dans la douleur, au contraire, il y a je ne sais quoi de fortifiant, de viril, de profond, qui est la source de toute grandeur. »

C'est avec une haute raison que l'on a dit : « L'homme qui n'a pas souffert ne sait rien. » Il ne sait pas le douloureux mystère de la vie humaine, qui ne continue à subsister que par la vertu de la souffrance. Il dort et il rêve dans sa trompeuse prospérité ; il court après des fantômes, il est le jouet de ses illusions. Attendez que ses enchantements se soient évanouis à la lumière des déceptions, qu'il soit revenu à lui-même de ses étourdissements dans le choc de la contradiction et du malheur, qu'il ait découvert, au flambeau de la douleur la vanité de toutes créatures et le néant de toutes leurs espérances, quel étonnement à ce réveil ! « Eh quoi ! s'écrie-t-il, je rêvais donc. » Oui, la prospérité enivre ou endort. L'homme heureux ne réfléchit guère, il croit au vent de sa fortune. S'il raisonne, ce n'est point sur les choses telles qu'elles sont, mais telles qu'il les veut. Au contraire, l'adversité nous met aux prises avec la réalité si souvent triste, pour ne rien dire de plus. Dès lors que nous sommes faits au travail et à la souffrance, que nous savons gagner, à la sueur de notre front, le pain que nous mangeons, et que nous ne craignons plus de mêler à notre breuvage l'amertume de nos larmes, il n'y a plus de fantôme, plus de prestige qui puisse si facilement nous séduire et nous abuser. Le charme des créatures est dissipé, l'ardeur des passions est moins vive ; nous nous appartenons, la sagesse nous tend la main.

Que nous manque-t-il ? un peu de force. Mais pour peu que notre caractère soit d'une bonne trempe, ou bien qu'il s'appuie sur le fondement d'une foi chrétienne sérieuse, la douleur elle-même suffit à nous donner la vigueur nécessaire. Se rappelle-t-on l'histoire de Mucius Scœvola, laissant lentement brûler sa main sur un brasier, comme s'il eût voulu la punir de sa maladresse ? Quelle sauvage énergie dans ce jeune Romain ! C'est que son courage naturel avait grandi dans les travaux, les privations et les souffrances de la vie plébéienne.

Mais le monde payen nous offre en grand nombre le spectacle d'un héroïsme aussi admirable ; toutefois, quels prodiges autrement merveilleux et multipliés ne feraient pas passer sous nos yeux les annales chrétiennes, si nous avions le temps de les feuilleter. No-

tre souvenir ne peut pas ne pas se reporter sur les
Laurent, les Vincent, les Gorgon, les Sébastien, les
Agathe, les Agnès et tant d'autres. Pendant des siècles, la force chrétienne a vaincu la puissance payenne
non par les armes, mais par la patience, en souffrant
avec un calme serein tous les supplices que la cruauté
la plus raffinée et la mieux servie en ressources a pu
inventer. Les bourreaux se sont lassés à tourmenter,
plutôt que les martyrs à pâtir. Aujourd'hui il n'y a
plus de bûcher ni d'échafaud dressés pour les chrétiens, mais s'il n'y a plus l'héroïsme du sang versé, il
y a toujours l'héroïsme du devoir et de la vertu rigoureusement pratiqués, et celui-ci n'est peut-être pas
moins glorieux que le premier, car s'il est moins violent, il est plus long, plus obscur et demande plus de
constance. Oui, chaque jour, des âmes généreuses
supportent en secret les assauts terribles de la chair,
de l'orgueil, du monde et de Satan, et chaque jour
leurs combats sont couronnés de la victoire. Ces nobles cœurs sauraient remporter les palmes du martyre
si les circonstances leur en fournissaient l'occasion.
Car leurs luttes quotidiennes sont, en partie du moins,
les sources de leur énergie et de leur constance, et les
préludes nécessaires des dernières épreuves.

Sans doute, c'est à la grâce divine qu'est due la
gloire de la patience et de la persévérance des martyrs
et de tous les justes. Toutefois, qui peut nier le mérite de la libre volonté qui reste fidèle malgré tout,
quand elle pourrait être prévaricatrice?

Bien plus : est-ce que les seules doctrines et les seules pratiques évangéliques ne suffiraient pas, s'il ne s'agissait que de souffrir et de mourir et non pas de glorifier Dieu et de gagner le Ciel, pour donner à l'âme humaine la force héroïque et la solidité inébranlable du martyr ?

Voyons : « En vérité, en vérité, je vous le dis, si le grain de froment jeté en terre ne meurt pas, il demeure seul. Mais, s'il meurt, il produit beaucoup de fruit. »

« Celui qui ne renonce pas à toutes choses ne peut être mon disciple. » Ce n'est pas assez : « Que celui qui veut venir après moi se renonce *lui-même*, qu'il porte sa croix et me suive. Celui qui voudra sauver son âme, la perdra ; or, celui qui aura perdu son âme à cause de moi, la retrouvera. »

Soyons bien persuadés que ces paroles sont sorties de la bouche de la Vérité même, et qu'elles sont elles-mêmes vérité et vie ; mettons-les en pratique avec une fidélité religieuse, bien sûrs qu'elles réaliseront ce qu'elles promettent. Croyez-vous que nous ayons besoin de suivre longtemps ce régime moral pour devenir des héros ? Impossible, car voici ce qui arrive :

« *Il faut renoncer à tout*, » dit le Maître. Il faut donc renoncer aux satisfactions de la vanité, de l'orgueil, de la luxure, de l'avarice, de l'ambition, de l'envie, de la colère. Dès lors, il faut résister à la pente qui nous y entraîne, au besoin qui nous presse, à l'attrait qui nous y invite ; en un mot, il faut nous faire violence par un acte d'énergie.

Une première fois, nous tenons ferme contre la vivacité du désir ; c'est une victoire. Mais la tentation redouble ses efforts, la tempête gronde plus vivement. Appelons à notre secours la prière, la foi, l'espérance, la crainte et l'amour de Dieu ; joignons-y même au besoin les motifs naturels qui peuvent nous aider utilement dans le combat, mais ne plions pas et surtout gardons-nous de succomber. Il est incroyable combien cette lutte et cette victoire répétées donneront de force à notre raison, à notre foi, à notre volonté, et nous rendront le triomphe définitif facile. Nous éprouverons sans doute encore de la peine quand il faudra de nouveau opposer aux sollicitations de nos penchants la loi divine toujours invariable. Du moins, déjà, la contrariété est moins douloureuse et la privation du plaisir convoité moins mortifiante ; la vertu coûte moins cher.

Bientôt même, aux lumières grandissantes de la raison et de la foi, le devoir cesse tout à fait d'être remis en doute ; la conscience affermie fait toujours entendre une voix claire et certaine ; la volonté, habituée à subir des assauts sans défaillance et à prévaloir malgré tout, ne sait plus céder, elle est maîtresse d'elle-même et des instincts qui lui sont subordonnés.

C'est ainsi que par la lutte et par la souffrance inhérentes à la mortification de ses inclinations, l'âme acquiert bien vite une force tenace, une fermeté énergique, une solidité inébranlable. A ce degré d'exercice, ses pensées sont plus élevées, ses affections plus pures et plus sublimes. Elle comprend le mystère du renoncement et de la douleur ; elle voit que l'égoïsme est bassesse et dégradation, et elle s'en défend avec soin ; elle voit que le dévouement et le sacrifice sont la source nécessaire de toute grandeur, et elle s'y jette sans réserve. Comme elle a déjà renoncé à tout ce qui est en dehors d'elle-même, il ne lui reste plus à faire que cet acte d'abnégation suprême pour accomplir tout l'ordre divin de la perfection. A cette heure, ses passions ne la troublent plus ; ses besoins les plus nécessaires deviennent accommodants. Elle ne craint plus ni la pauvreté, ni le froid, ni le chaud, ni la faim, ni la nudité, ni les tourments, ni la mort. Elle est au-dessus de tout par l'élévation et la puissance de son intelligence et de sa volonté. Une armée de chrétiens ainsi trempés serait invincible. Car, comme le disaient fort bien les païens eux-mêmes, la plus difficile des victoires, celle qui prépare et assure toutes les autres, c'est la victoire remportée sur ses penchants et sur soi-même. Or, cette suprême victoire, elle n'appartient qu'à celui qui sait se renoncer, souffrir et mourir, mais elle lui appartient infailliblement.

LIVRE QUATRIÈME.

CHAPITRE PREMIER.

De la Confession et de son influence sur la santé de l'âme et sur la santé du corps.

Il n'y a pas d'institution chrétienne qui ait été plus attaquée, travestie et calomniée que le sacrement de pénitence. C'est qu'il n'y en a pas qui soit plus onéreuse à l'orgueil humain, et tout à la fois mieux marquée au sceau de la Divinité. Il n'y en a pas davantage qui soit plus utile à l'homme, mais dont l'utilité échappe plus facilement aux esprits légers et superficiels.

Nous ne nous proposons pas ici de démontrer que la confession ou l'aveu est dans la nature humaine elle-même et que le fondateur des sacrements de la religion n'a eu besoin que d'élever cet aveu naturel des fautes à la dignité de sacrement et d'en imposer l'obligation rigoureuse, pour en faire le moyen nécessaire de la rémission des péchés. Selon notre but, nous ferons voir seulement combien le sacrement de pénitence est un remède actif et puissant pour la guérison des maladies de l'âme et même des maladies du corps.

Nous sommes heureux de pouvoir composer ce chapitre important des témoignages les plus graves et les moins suspects.

Citons :

« On peut regarder la confession comme le plus grand frein des crimes secrets, dit Voltaire. Elle est très-bonne pour engager les cœurs ulcérés à pardonner, et pour faire rendre par les petits voleurs ce qu'ils peuvent avoir dérobé à leur prochain. « Que de restitutions, que de réparations la confession ne fait-elle point faire chez les catholiques, s'écrie Jean-Jacques Rousseau. »

C'est pourquoi ce n'est pas sans raison que M. Reynal a pu dire : « Le meilleur de tous les gouvernements serait une théocratie où l'on établirait le tribunal de la confession. » En effet « toutes les institutions politiques et civiles, ajoute M. Nicolas, n'atteignent que la couche supérieure des sociétés et ne règlent que les actions dans leurs effets extérieurs, et encore pas toutes. Que de crimes dès lors échappent à la vigilance des magistrats et à l'action des lois ! Que de scélérats vivent dans l'ombre des fruits de leurs forfaits ! Quel immense secours la société puiserait donc dans ce *Tribunal* des âmes qui enveloppe tous les mystères de la volonté de sa juridiction indéfinie, dont l'action porte sur la pensée et le désir, comme la force publique des lois sur le méfait et sur le crime ; qui arrête et punit non-seulement l'homicide, mais le médisant ;

non-seulement l'adultère, mais le simple regard ; non-seulement la vengeance, mais le défaut de charité, et nous constitue intérieurement coupable à nos yeux avant que nous le soyons aux yeux des autres hommes. »

« Quel admirable moyen d'établir entre les hommes une mutuelle confiance, une parfaite harmonie dans l'exercice de leurs fonctions ! « C'est le protestant Fitz-Willam qui tient ce langage. » L'autorité du prince, continue-t-il, ne peut pas dégénérer en despotisme, ni la liberté du peuple en licence. Le magistrat ne peut pas rendre la justice sans impartialité, le sénateur est équitable et désintéressé, le prêtre est pur et zélé dans son ministère, le militaire loyal, le sujet fidèle, le souverain juste. »

« En effet, dit aussi Leibnitz, la nécessité de la confession détourne beaucoup d'hommes du mal, ceux surtout qui ne sont pas encore endurcis, et elle offre de grandes consolations à ceux qui ont failli. Aussi je regarde un confesseur grave, pieux et prudent, comme le grand organe de la Divinité pour le salut des âmes ; car ses conseils servent à régler nos affections, à nous faire remarquer nos défauts, à nous faire éviter les occasions du péché, à faire restituer ce qui a été enlevé, à réparer les scandales, à dissiper les doutes, à relever l'esprit abattu, enfin à guérir ou à adoucir tous les maux des âmes malades ; et si l'on peut difficilement trouver dans les affaires humaines quelque chose de plus excellent qu'un ami fidèle, que sera-ce lorsque cet ami est lié par la religion inviolable d'un sacrement divin et tenu de vous garder sa foi et de vous secourir ? »

Le confesseur, c'est le guide nécessaire que cherchait Sénèque, sans qu'il lui fût donné de le trouver. « Quelle est donc, Lucilius, cette maligne influence qui nous détourne de ce vers quoi nous tendons et nous pousse vers ce que nous fuyons ? Quand et comment nous en affranchir ? Personne n'est par lui-même assez fort pour y réussir, il faut que quelque autre nous tende la main et nous tire de l'abîme. Épicure parle de plusieurs personnes qui, sans aucun aide, sont parvenues à la sagesse. D'autres, selon lui, ont besoin d'aide... Quant à nous deux, nous n'appartenons pas à la première catégorie ; que dis-je ? on nous traiterait avec faveur en nous admettant dans la seconde. Et qu'on se garde de mépriser celui qui peut être sauvé par le secours d'autrui ; car c'est déjà beaucoup que de vouloir être sauvé. »

« Mais à qui s'adresser, me direz-vous ? Est-ce à celui-ci ou à celui-là ? Attachez-vous à ceux dont la vie est un enseignement, qui, après avoir dit ce qu'il faut faire, le prouvent par leurs actions ; qui enseignent ce qu'il faut faire et ne sont pas surpris dans les fautes qu'ils ont commandé d'éviter. Prenez un guide qui gagne plus encore à être vu qu'à être entendu. »

Le christianisme devait seul satisfaire à ce grand besoin ; car il forme de longue main, dit M. Nicolas, des hommes spéciaux dans l'art de connaître les maladies de l'âme, dans l'expérience de leur traitement, et dans un tel soin de s'en préserver eux-mêmes, qu'ils offrent tout à la fois le précepte et l'exemple, et que de leur bouche sortent de ces lumières efficaces qui persuadent ce qu'ils conseillent, qui dissipent nos illusions, découvrent les causes secrètes de nos faiblesses, démêlent la trame embrouillée de nos passions, nous disent clairement et énergiquement ce que notre jugement et notre conscience ne disent plus que d'une voix faible et mal entendue et les rendent en un mot pour nous de véritables *Mentors* qui font fuir le vice, rappellent la vertu, et ramènent nos pas égarés dans le sentier du devoir. »

Comme ce besoin d'un directeur sage et ami est universel ! Les médecins ne savent pas se traiter euxmêmes dans leurs maladies, ils ont aussi besoin d'autres médecins. Pareillement les confesseurs ne peuvent pas se confesser, les directeurs de consciences ne peuvent pas se diriger eux-mêmes ; il faut que les uns et les autres recourent aussi à leurs confesseurs et à leurs directeurs. Nous l'avouerons ingénûment : c'est là une nécessité bien plus facile à satisfaire, qu'il n'est facile d'exercer cet art qu'un grand docteur a appelé l'art des arts, et de porter, sans le sentir, le lourd fardeau du gouvernement des âmes.

Mais pourquoi ce besoin d'un directeur? Ecoutons encore Sénèque : « A la différence des maux du corps, dit-il, on sent d'autant moins les infirmités de l'âme qu'elles sont plus graves. »

« N'en soyez pas surpris : quand on dort d'un demi-sommeil et qu'on perçoit encore vaguement les objets, il arrive parfois qu'en dormant on a le sentiment du sommeil ; mais un sommeil profond anéantit jusqu'aux songes et pèse tellement sur l'âme, qu'il lui ôte tout usage de son intelligence. »

« Pourquoi cachons-nous nos vices ? C'est parce que nous y sommes plongés ; confesser ses vices est donc signe de guérison. Eveillons-nous donc pour nous accuser de nos erreurs. »

« Le propre des maladies de l'âme, continue M. Nicolas, n'est pas seulement en effet de la rendre coupable, mais de la laisser ensuite moins sensible à l'idée du mal, d'affadir le sens moral. Sans doute, au moment de la faute, la conscience se soulève et pousse un cri, mais ensuite elle retombe frappée d'atonie et ne répond plus avec la même délicatesse. Le péché l'engourdit, l'obsède ; il s'y creuse des repaires profonds où il se tient caché et d'où il exhale une vapeur léthargique et délétère, à laquelle peu à peu l'âme s'abandonne jusqu'à ne plus s'apercevoir de son état. Il est évident que l'âme ne peut pas elle-même se réveiller, dissiper ses illusions et revenir à la vérité. Il faut d'abord qu'elle soit obligée, chose qu'elle fait si difficilement et si rarement ! à rentrer en elle-même, à se recueillir, à se regarder dans la réflexion. C'est la première condition de la connaissance d'elle-même. Il faut ensuite qu'elle se compare avec ses actes et ses habitudes à la règle supérieure de toute perfection.

Mais aura-t-elle le courage de se reconnaître telle qu'elle est réellement ? Ne sera-t-elle pas tentée de plier et de fausser la règle selon ses désirs au lieu de se plier et de se conformer à ses prescriptions? C'est la tendance générale, c'est le malheur ordinaire dont nous préserve la confession. En vertu de ce précepte qui nous en fait un devoir, nous sommes obligés de nous examiner avec impartialité et de nous avouer à nous-mêmes d'abord nos fautes, puis de les déclarer et de nous soumettre au jugement du représentant de Dieu. C'est par là nous remettre en face de l'ordre divin dont le prêtre est le ministre et dont il a mission de nous rappeler les dispositions ; c'est constater combien nous nous en sommes éloignés et en raviver en nous la connaissance obscurcie et le sentiment émoussé. »

« Quel moyen efficace, quel frein puissant pour contenir la violence de nos passions, s'écrie le docteur Descuret, que l'obligation de rendre compte de toutes nos fautes à un ministre de Dieu, tenu par devoir de diriger les âmes avec la sévérité d'un juge, unie à la tendresse d'un père et au dévouement d'un fidèle ami ! »

Non, on ne peut rien concevoir de plus salutaire, si l'on songe surtout qu'à l'aveu doivent être joints le repentir et le ferme propos, et que la grâce de la sainte absolution vient confirmer, sanctionner et consacrer ces larmes, ces résolutions, ces promesses et tous ces actes d'expiation. Ne faut-il pas associer l'hypocrisie la plus ridicule à l'aveuglement le plus complet pour se faire un jeu d'une pratique aussi grave et aussi saisissante ? Il semble impossible que les quelques instants passés au saint Tribunal n'aient pas une influence marquée sur toute la vie. Ce ne peut être en vain, en effet, que l'âme ait reconnu, confessé et déploré ses égarements, qu'elle ait juré de s'en préserver à l'avenir. Par là, elle s'est au moins réveillée et maintenant elle doit être sur ses gardes. « Par l'obligation qu'elle a contractée de tout dire, jusqu'à ses pensées les plus secrètes, elle n'est jamais seule ; elle a toujours avec elle un témoin, un œil ouvert, non cet œil de Dieu auquel on est si indifférent, mais l'œil de l'homme que l'on redoute tant. »

Toutefois, s'il arrive qu'on fasse certaines actions mauvaises devant des témoins, c'est qu'alors ceux-ci deviennent complices, ou bien l'on dédaigne leur improbation et leur censure. Mais à quel degré de corruption et d'avilissement ne faut-il pas descendre pour faire fi de l'estime et de la considération du prêtre ! Le confesseur, il est vrai, ne nous témoigne qu'une bonté paternelle, qu'une sympathie pleine d'une tendre compassion ; même à travers ses avis les plus sévères, nous sentons vibrer dans sa voix, le cœur d'un père, d'un ami dévoué. Bien plus, nous sentons que la franchise de nos accusations nous relève à ses yeux et nous attire de sa part une estime et un intérêt particuliers qu'il ne témoignerait pas à l'innocence. Mais, bien loin de nous autoriser dans nos désordres, cette attention affectueuse que nous mérite la sincérité de nos aveux nous fait mieux comprendre la profondeur de l'abîme dans lequel nous sommes tombés. Plus ainsi nous sommes comblés de considération et de faveurs, plus nous avons conscience de notre culpabilité et de notre indignité, plus cette douce miséricorde nous engage et nous lie par la reconnaissance, plus elle nous impose de respect pour le ministre de Dieu, plus nous nous sentons obligés de ne rien faire qui nous en rende de nouveau indignes. Oh ! que de fautes graves a arrêtées aux portes de la volonté cette salutaire réflexion : « Il faudra m'en confesser ; » que de passions dont elle a abattu l'ardeur, que de consciences elle a éclairées et soutenues dans le combat ! Quelle sévère vigilance elle impose aux âmes qui joignent à un vrai sentiment d'humilité un vrai sentiment de noblesse et de dignité ! Enfin, quel puissant encouragement, quels énergiques secours de tous genres cet exercice ne leur donne-t-il pas !

C'est avec une raison profonde que les hommes qui font profession d'étudier et de connaître la vie morale et spirituelle, nous comparent à l'horloge dont les poids baissent sans cesse et qui finit par s'arrêter tout à fait, si ceux-ci ne sont pas remontés. Sous l'influence des êtres qui nous environnent, sous l'action plus ou moins continue de nos penchants terrestres, les lumières de la foi et même de la raison s'affaiblissent, la conscience s'émousse, le sentiment religieux s'attiédit, la volonté, au service de nos besoins corporels, s'affaiblit, notre cœur s'appesantit vers la terre. Bientôt notre vie spirituelle s'éteint, il ne reste plus en nous que la vie de la bête.

De là, nécessité de nous remonter comme l'horloge et de nous relever dans les régions de la vérité et de la charité. De là, nécessité de la confession; car, qu'on nous cite la pratique d'un autre exercice spirituel auquel s'adonnent les hommes qui ne se confessent pas ! Non, il n'y en a pas. Ou l'on se confesse, ou l'on néglige tout à fait le soin de son âme.

Mais, par la confession, vous traitez avec le ministre de Dieu des maladies de votre âme, comme vous traiteriez avec un médecin des maladies de votre corps. Vous sondez avec lui la profondeur de vos plaies, vous en mesurez l'étendue aux clartés de la sainteté et de la justice divines ; vous en recevez les lumières, les conseils, les consolations, les encouragements dont vous avez besoin. Est-il possible que cette communication soit inutile ? Non, vous y reconnaissez ce qui vous manque, vous y reprenez de nouvelles forces pour le bien, des voies nouvelles de sainteté s'ouvrent devant vous, un esprit nouveau vous excite et vous pousse en avant. Peut-être étiez-vous abattus, désespérés ? Courbés sous la tyrannie de vos inclinations et de vos habitudes perverses, vous en étiez venus à douter de la possibilité de vous affranchir de votre servitude et de recouvrer avec la vertu la libre possession de vous-mêmes ; eh bien ! la parole du prêtre tombe sur vos âmes désolées comme un rayon de soleil sur une campagne dévastée par la tempête dans une nuit sans étoiles.

Avec la foi ravivée, vous revient l'espérance douce et sereine. Avec ce cri parti du cœur du confesseur : « Courage, mon enfant, courage ! encore une prière, un gémissement, un effort et vous serez victorieux, » la confiance vous anime et vous vous relevez avec la résolution de combattre plus généreusement et avec l'assurance que vos luttes seront désormais plus heureuses et, dussiez-vous encore rouler dans la poussière, sachez que le ministre du Dieu des miséricordes vous tend toujours la main. Allez vous jeter de rechef à ses pieds, faites-lui panser vos blessures et soyez certain que le traitement qu'il vous prescrira ne sera pas toujours infructueux et que votre persévérance sera enfin couronnée d'un succès définitif.

La confession est ainsi un remède héroïque pour toutes les maladies de l'âme. Quand elle est pratiquée avec foi et sincérité, il n'est pas de passion si énergique ni d'habitude si profondément enracinée qui ne cèdent et ne meurent. C'est avec une conviction absolue que nous tenons ce langage et nous ne craignons pas de recevoir un démenti. « Si le secret de la confession, dit un médecin, permettait aux prêtres de faire connaître le nombre des forfaits dont ils empêchent journellement l'exécution, on verrait que ce nombre va infiniment au-delà du chiffre effrayant que fournissent les statistiques de la criminalité. » Et la preuve, c'est que plus le tribunal de la pénitence est délaissé ou profané, plus aussi les tribunaux civils et les cours d'assises sont fréquentés et occupés. Le travail du magistrat est en raison inverse du travail du prêtre, et réciproquement.

Ajoutons que le monde serait dans l'admiration s'il pouvait être témoin des actes de vertus dont la confession est le principe. « Etrange et douce merveille ! a dit M. de Ravignan, ces trois choses : l'aveu, le repentir, le pardon, consacrées dans l'institution catholique, garanties par la mission du prêtre, ont apporté au monde plus de paix, plus de joies, plus de changements heureux, plus de déterminations généreuses, plus d'héroïques sacrifices, plus d'œuvres utiles ou sublimes que les inspirations du génie et tout l'enthousiasme de la gloire. »

CHAPITRE II.

De la Confession et de son influence sur la santé de l'âme et sur la santé du corps (suite).

Nous avons fait voir plus haut que la plupart de nos maladies prennent leur origine dans les désordres et les excès des passions, et que nos passions elles-mêmes n'ont tant d'empire sur nous que par le concours de notre intelligence et de notre volonté. Eclairer notre esprit, purifier notre cœur, réformer nos habitudes, redresser nos penchants et les soumettre à la loi morale, c'est donc tarir la source de nos infirmités. A ce titre, la confession est un des remèdes les plus efficaces de nos maladies corporelles. Elle l'est encore pour d'autres raisons.

L'homme est fait pour la vérité et pour la justice, à ce point qu'il souffre véritablement quand il ne se meut plus autour de ces pivots, principes de tout ordre et de tout bien. Heureusement pour l'honneur de l'humanité, ils sont toujours relativement rares ceux qui respirent à leur aise dans le mensonge et l'iniquité. Il faut avoir déjà parcouru, sur une immense étendue, la voie de la scélératesse, avant d'avoir la conscience faite au crime et d'avaler comme de l'eau l'erreur et l'injustice. Ce besoin de vérité et de justice est proportionné en nous à la beauté, à l'élévation, à la noblesse de notre âme. Toutefois, il peut sommeiller, même dans un grand cœur ; il peut même être suspendu par la violence d'une passion. Alors, on voit de ces naufrages qui frappent le monde de stupeur ; les vertus les plus éminentes sombrent et s'évanouissent dans la honte du crime.

Mais attendons que le coupable soit revenu à lui-même. Déjà il est à se demander s'il n'est pas le jouet d'un rêve. « Mais non, dit-il, ce n'est que trop la vérité ! je suis un grand coupable. » Et alors, en face de l'horrible réalité qui l'écrase, un frisson court par tous ses membres, ses cheveux se hérissent, son sang s'arrête, parce que son cœur se resserre et cesse presque de battre ; il étouffe,

un remords poignant le crucifie de ses aiguillons
acérés ; malheur à lui, si, lorsqu'il s'écrie : Je suis un
homme perdu ! il ne lui vient pas aux yeux un torrent
de larmes, et s'il ne peut pas avouer son crime sans
se vouer au déshonneur et à la mort !

On en voit, en effet, de ces grands criminels, qui,
ne pouvant plus porter le fardeau qui les accable,
sortent de leur retraite, où rien ne saurait les découvrir, et se livrent d'eux-mêmes à l'impitoyable justice
des hommes, pour la satisfaction de leur conscience.
D'autres, poursuivis comme par les furies vengeresses
des anciens, impuissants à soutenir davantage le souvenir de leur crime et les voix accusatrices qui les
flagellent de reproches cruels, se sentent pris d'une
implacable haine contre eux-mêmes, et deviennent
leurs propres bourreaux, pensant satisfaire à la justice par une nouvelle violation de la justice même. Il
en est d'autres qui, moins ardents et moins énergiques
n'ont pas le courage d'appeler eux-mêmes sur leur
tête le châtiment de la vindicte publique; moins encore
ont-ils la force sauvage de s'infliger de leurs propres
mains celui dont ils se sentent dignes. On les voit
alors fuir la société de leurs semblables, rechercher
la solitude et l'obscurité. Mais ils ne peuvent se fuir
eux-mêmes, ni éteindre la lumière intérieure qui leur
montre la noirceur de leurs forfaits. S'ils parviennent
à échapper aux inquisitions et aux reproches des
hommes, ils n'échappent pas au jugement de leur
conscience. Nouveaux Prométhées, le remords ven-

geur, comme l'affreux vautour de la fable, leur ronge sans cesse le cœur et ne laisse point de trève à leurs tourments. On les voit jaunir, pâlir, maigrir, se dessécher et mourir, sans que le monde connaisse le secret de leurs épouvantables souffrances. Que leur faudrait-il? La médecine n'a point de prescriptions, la pharmacie n'a point de préparations, la philosophie humaine n'a que des consolations stériles et impuissantes contre un mal si mystérieux et si dévorant. La religion seule possède et offre à ces grands coupables le vrai remède, le spécifique de leur terrible maladie : la confession sacramentelle.

Ah! c'est que le besoin de vérité et de justice, un instant assoupi par l'exaltation et l'entraînement d'une passion, s'est réveillé bientôt, pressant, impétueux, impitoyable. « Eh quoi! se dit cette âme torturée, je suis infâme, et le monde m'accorde encore son estime et sa confiance comme à un honnête homme? Quelle horrible fausseté! Est-il possible de la supporter, plus encore, de l'autoriser ? J'ai violé les droits de Dieu, ceux du prochain, ma dignité elle-même : je suis en opposition violente avec la justice éternelle, et le courroux de cette justice terrible m'épargne? Non, non, que la vérité éclate! que la justice triomphe! tout supplice me sera moins intolérable que le poids de mon crime, que la contradiction qui me divise et me déchire ! »

Eh bien ! ce besoin de vérité et de justice, irrité par l'énormité du crime, rien ne peut donc le satisfaire et

le calmer que l'aveu, le repentir et la souffrance ex-
piatoire.

Par l'aveu, en effet, le coupable se déclare tel qu'il
est, et rentre dans la vérité. C'est déjà, du reste, un
commencement de châtiment. Par le repentir et la
pénitence, il achève de fournir la peine due comme
contre-poids de la satisfaction qu'il a usurpée, et
comme réparation des droits d'autrui qu'il a violés.

Mais l'aveu, à qui le porter? A un ami? « Et qui
peut, dit Chataubriand, compter sur l'amitié des
hommes? » Et puis, que de fautes il importe de laisser
cachées, surtout à ceux qui nous sont le plus chers
selon le sang !

« Le confiera-t-on aux déserts? Mais les déserts
même retentissent toujours, pour le crime, du bruit
de ces trompettes que le parricide Néron croyait ouïr
autour du tombeau de sa mère. »

L'aveu, c'est donc, à moins de l'adresser au prêtre
de Jésus-Christ, l'infamie et le supplice; et le châtiment, s'il n'est édicté par la bouche du Dieu des miséricordes, s'il est ordonné par les tribunaux de ce
monde, c'est, avec la honte, le cachot ou la mort.

O invention merveilleuse de la miséricorde infinie !
elle transforme cet aveu ou cette punition, qui de-
vaient couvrir d'opprobre et perdre le coupable, en
un aveu consolant, en une douleur salutaire qui
apaise le courroux céleste, et donne, à la fois, la paix
à la conscience et la dignité au reste de la vie. Il est
impossible de dire combien d'hommes, qui se seraient

éteints lentement, sous le poids d'angoisses cruelles,
ont retrouvé, dans la vertu de la confession sacramentelle, la vie de l'âme, la santé du corps et la force de
reprendre l'accomplissement de leurs devoirs.

Mais le cœur humain est encore tourmenté d'un
autre besoin que seule la confession peut remplir sûrement, c'est le besoin de s'ouvrir et de s'épancher
dans un autre cœur, d'y verser avec confiance le
secret de ses joies, et surtout celui de ses douleurs.

Oh! en effet, que de peines cuisantes, que de souffrances cruelles sillonnent de leurs traits acérés et
envenimés la vie humaine la plus heureuse, et forment autour de l'infortuné mortel un réseau dont il
n'arrive jamais à dégager complétement ses pieds.
Que de cœurs oppressés sous le fardeau de mille soucis, de mille inquiétudes poignantes et de mille chagrins
rongeurs! Tantôt, ce sont les êtres les plus chers qui
nous jettent dans des craintes et dans des appréhensions cruelles; tantôt ce sont des espérances longtemps
caressées qui aboutissent à des déceptions mortifian-
tes; nos affections les plus vives sont incomprises; nos
intentions les plus pures sont travesties; nous nous
heurtons à des contradictions inattendues, quand nous
aurions besoin d'appui et d'encouragement. Encore
une fois, que de cœurs saignent sous le coup d'humiliations imméritées et d'infidélités atroces, transpercés
par ceux-là mêmes qui devraient panser leurs blessures! Combien qui sont obligés à la réserve envers
ceux qui ont mission de leur inspirer confiance, et qui

sont contraints de se fermer, quand ils sont si pressés de s'ouvrir et de s'épancher ! Quelles souffrances ! quels tourments affreux que ces tourments intimes causés par les personnes mêmes qui pourraient en prendre leur part et nous les adoucir, si elles n'en étaient pas la source ! Quelles angoisses poignantes que celles que nous ne pouvons pas dire, pour ne pas blesser les délicatesses de nos affections, ni les lois de la prudence, en inquiétant ceux que nous aimons, et en leur donnant le scandale !

Sans doute, toutes les douleurs morales, comme tous les remords, n'en sont point à ce haut degré qui tue en quelques mois. Cependant, combien le monde est plein de gens au cœur plus ou moins gonflé et lacéré de mille blessures secrètes ! Enorme est le nombre des anémies, des anévrismes, des fièvres éruptives, des maladies des organes digestifs et du système nerveux, des suicides, des perturbations mentales et de tous les désordres ayant pour causes premières et principales des chagrins concentrés, des peines intimes qui n'ont pas reçu de dégagement. Il aurait fallu à ces pauvres âmes un ami dévoué et sûr, afin de se décharger sur lui du fardeau qui les accablait et de verser dans son cœur la confidence du secret qu'elles ne pouvaient plus porter seules ; elles auraient alors commencé de nouveau à respirer, elles seraient revenues à la vie, à la santé et au bonheur, peut-être !

Mais hélas ! où trouver, dans le monde, cet ami généreux jusqu'à l'abnégation de lui-même, prudent selon Dieu, et fidèle jusqu'au martyre, qui veuille bien s'intéresser tendrement à nos souffrances et en prendre sa part? Ah! chacun trouve son propre fardeau assez lourd, sans y joindre les croix de ses semblables. Combien, dans le siècle, on est empressé à dégager sa propre responsabilité, à éviter les embarras et à laisser le voisin aux prises avec les difficultés! L'amour-propre est la règle du grand nombre; un égoïsme hideux isole les hommes les uns des autres et leur met les armes à la main pour se faire mutuellement la guerre.

Bien plus, ô caprice singulier de la nature! nous poursuivons l'amitié de ceux qui nous dédaignent et nous refusons nos cœurs à ceux qui nous les demandent. Par là donc, nous demeurons divisés entre nous, et nous ne trouverions pas, les uns dans les autres, les secours dont nous avons besoin réciproquement, si la religion ne s'était préoccupée de former des cœurs purs, tendres et désintéressés, et de nous les donner pour amis intimes, compatissants et dévoués dans les luttes, les défaillances et les tribulations de la vie.

« La confession, dit M. Nicolas, pourvoit admirablement à nos besoins, et nous offre, à notre choix, une foule d'hommes distingués dont l'amitié ferait honneur aux plus grands et ne se refuse pas aux plus petits, qui réunissent toutes les conditions de vertu, de lumière, d'expérience, que le plus heureux hasard ou les recherches les plus assidues nous feraient rarement trouver ailleurs, et y ajoutent un esprit d'abnégation et de charité surnaturel qui tient à la source de leur ministère. Par état, et par un état qu'ils remplissent généralement avec ardeur, ils nous attendent à toute heure du jour et de la nuit, qui que nous soyons, pauvres ou riches, savants ou ignorants, et, dès que nous le voulons, prêtent une oreille attentive, patiente, infatigable, à nos plus viles misères, entrent sans répugnance dans les plus vulgaires détails de notre situation, compatissent à nos peines, les soulagent déjà en les écoutant, et achèvent de les consoler en nous indiquant des expédients pour en tarir la source, qui est ordinairement celle de nos torts, en s'employant souvent eux-mêmes pour nous en tirer, et, dans tous les cas, en nous les faisant accepter par un esprit de résignation et de sacrifice qu'ils savent d'autant mieux nous inspirer, que toute leur vie en offre l'exemple. »

Trois fois Jésus demanda à Pierre : « M'aimes-tu plus que ceux-ci? » et trois fois Pierre lui répondit : « Vous savez bien, Seigneur, que je vous aime. » « Pais mes agneaux, pais mes brebis, lui dit alors le Sauveur. » Ainsi l'amour, voilà la condition requise de Dieu pour le gouvernement des âmes; un grand cœur, c'est ainsi la première marque de vocation sacerdotale. Arrière l'intrus qui ne serait capable que d'un amour égoïste, étroit, exclusif; il ne peut pas prétendre à exercer ce ministère délicat, qui demande la tendresse d'une mère. Car le prêtre doit avoir le cœur d'un père et le cœur d'une mère : le cœur d'une mère, pour compatir, consoler et se dévouer ; le cœur d'un père, pour éclairer, diriger et soutenir, Oui, l'amour le plus doux et le plus fort, l'amour de Dieu et des âmes, poussé jusqu'à la passion, jusqu'à la mort, à l'exemple de son Modèle, voilà ce qui, joint à l'onction épiscopale, fait le prêtre et lui donne sa puissance. Aussi, afin de pouvoir aimer Dieu et les âmes avec transport et sans partage, afin de pouvoir se donner et se dépenser tout entier, sans réserve, pour la gloire de Dieu et le bien des âmes, le prêtre garde son cœur libre et dégagé de tout lien, de tout intérêt, de toute affection de famille. Et qu'on ne le plaigne pas, comme s'il était un déshérité. Car, qu'est-ce que la joie de ce monde en présence de la beauté de Dieu et des âmes, en comparaison des délices qu'il goûte aux régions supérieures de la grâce? Oh! son bonheur est ineffable. Non, il n'a pas de la peine à garder et le serment qui l'arrache au monde pour l'attacher à l'Eglise, et le serment du secret, sous la protection duquel il pénètre dans les mystères des cœurs, et fait siennes toutes leurs peines et toutes leurs angoisses. Est-il étonnant que ceux qui souffrent, ceux dont les cœurs sont gonflés et les yeux pleins de larmes, se jettent avec abandon dans ses bras et épanchent dans son cœur, avec une douce confiance, les inquiétudes et les chagrins qui débordent? Ah ! ces douces communications sont des sources de consolations, de lumières, de courage pour l'âme ; le corps lui-même y retrouve une portion de sa vigueur. C'est donc avec une profonde raison que M. Descuret a pu dire : « Une chose étrange ! c'est que si peu de médecins emploient la Religion comme auxiliaire dans le traitement des maladies ! Et cependant, quand on connaît l'immense influence du moral sur le physique, il est facile d'entrevoir de quelles ressources doit être cette vraie médecine de l'âme, principalement dans beaucoup d'affections nerveuses qui résistent aux moyens thérapeutiques ordinaires. »

« Tissot soignait, à Lauzanne, une jeune dame étrangère, dont il n'avait aucun espoir de sauver les jours. Instruite, par imprudence, du danger de sa position et vivement tourmentée du regret de quitter sitôt la vie, la malade se livra à toute l'agitation du plus violent désespoir. Le célèbre médecin jugea que cette nouvelle secousse allait encore abréger les derniers instants de cette femme, et, selon l'usage, il avertit sa famille qu'il fallait se hâter de lui faire administrer les derniers sacrements. Un prêtre est appelé, la malade décharge sa conscience dans le sein de ce médecin spirituel ; elle reçoit avec attendrissement les paroles de clémence et de consolation qui sortent de sa bouche. Devenue plus calme, elle ne s'occupe plus que de Dieu et de ses intérêts éternels, et reçoit les sacrements avec la plus grande édification. Le lendemain matin, la fièvre était baissée, et les symptômes les plus alarmants, entièrement dissipés, firent bientôt place à ceux d'une parfaite guérison.

Tissot, qui était protestant, aimait à répéter ce fait, dont les exemples ne sont pas rares, et s'écriait avec admiration : « *Quelle est donc la puissance* de la confession chez les catholiques ! »

Nous aurions aimé à citer plusieurs cas de ce genre très-frappants, si déjà cet article de la *Confession* ne se trouvait trop long. Nous les tiendrons à la disposition des âmes qui voudront encore quelques éclaircissements.

CHAPITRE III.

De la Communion Eucharistique et de son influence sur la santé de l'âme et sur la santé du corps.

Le sacrement de pénitence qui purifie, nous conduit au sacrement de l'Eucharistie, qui est le centre et le sommet terrestre de toute la religion et dans lequel, par conséquent, se trouve réunie et condensée toute sa puissance. Il est évident qu'en parlant de l'influence du sentiment religieux dans le traitement des passions et des maladies, nous ne pouvons pas ne rien dire d'un tel sujet.

L'Eucharistie agit en effet de deux manières sur l'âme et sur le corps, directement et indirectement, comme nous allons voir.

Pourquoi notre intelligence et notre volonté s'associent-elles aux désordres de nos besoins et de nos

penchants naturels ? Celle-ci se laisse séduire et entraî-
ner parçe que celle-là s'est laissé obcurcir et aveu-
gler.

Or, l'Eucharistie est lumière pour l'intelligence, et
force pour la volonté.

Que de fois nous sommes semblables au pilote Atha-
mas du Télémaque de Fénelon ! Il croyait conduire
le fils d'Ulysse à Ithaque dont il découvrait déjà assez
près de lui les rochers escarpés, mais une divinité
ennemie répandit une liqueur subtile et enchantée sur
ses yeux, et aussitôt un faux ciel et une terre feinte
se présentèrent à lui. Les étoiles parurent avoir changé
leur cours et être revenues sur leurs pas. Une fausse
Ithaque se présentait toujours à lui pour l'amuser,
tandis qu'il s'éloignait de la véritable. Ainsi, nos yeux
intellectuels sont sous le charme d'un enchantement
funeste ; ils sont obscurcis par le nuage que soulèvent
nos passions, ils sont comme placés derrière un prisme
qui leur transmet infidèlement la lumière des objets. Nous ne trouvons rien de beau et de bon que ce
qui flatte notre cupidité et nous promet le plaisi. Nous
nous irritons contre tout ce qui contrarie nos inclinations. Nous sommes les victimes d'un déplorable mi-
rage ; nous poursuivons en vain un bonheur qui nous
échappe toujours et nous marchons ainsi en sens inverse de nos sublimes destinées. Nous souillons notre
front dans la boue au lieu de le porter dignement
vers le Ciel. Tandis que nous courons avec ardeur à
la poursuite des biens terrestres et des jouissances

matérielles que nous décorons du nom de vrais biens et qui ne font que nous amuser, nous nous éloignons des biens infinis et éternels qui seuls peuvent faire notre bonheur. Nous nous précipitons ainsi vers l'abîme en nous persuadant que nous allons à la vie.

Ou encore, pour rappeler un souvenir moins profane, que de fois nous ressemblons aux disciples d'Emmaüs. Leurs yeux aussi étaient enchaînés, puisqu'ils ne reconnaissaient pas Jésus qui marchait avec eux et leur expliquait les saintes Ecritures.

Mais dès que Jésus ressuscité, assis avec eux, eut béni et rompu le pain, et leur en eut présenté, c'est-à-dire dès qu'il eut consacré le pain eucharistique et les en eut communiés, leurs yeux s'ouvrirent et ils le reconnurent.

Ainsi nous sommes, nous aussi, sous le charme des créatures qui nous captivent et nous empêchent de reconnaître le Créateur. Mais dès que nous nous nourrissons de Celui qui est la vérité et la lumière du monde, l'enchantement se dissipe, les fantômes s'évanouissent, nous revenons à nous-même, nous saisissons la réalité vraie. N'est-ce pas ainsi, dans la communion eucharistique, que l'âme chrétienne reçoit les plus grandes connaissances et les communications les plus familières des mystères divins ? A la clarté de la vérité qui fait fuir le mensonge, les passions qui puisent presque toutes leurs forces dans les illusions des sens et de l'imagination, perdent leur empire et l'âme redevient maîtresse d'elle-même.

Les disciples d'Emmaüs, le charme rompu, se disaient entre eux : « Comment notre cœur n'était-il pas brûlant pendant qu'il nous parlait dans le chemin et nous révélait le sens des Ecritures ? » C'est qu'en effet dans l'union eucharistique de l'âme avec son Dieu, le cœur s'embrase d'un feu qui éteint celui des passions ; il s'enflamme d'ardeur pour la réalité des espérances divines dont il reçoit le gage certain, dont il savoure l'avant-goût. L'amour dont il est le foyer enfante des prodiges et lui ouvre des sources de voluptés énivrantes. Où trouver un antidote plus puissant de l'amour impur ? Comment estimer encore délicieux les plaisirs profanes? Au sein de cette activité surnaturelle qui emporte son intelligence, son cœur et sa volonté jusqu'à des hauteurs divines, l'âme n'a plus à craindre la tyrannie de ses passions ; elle habite une sphère d'où elle peut encore entendre gronder l'orage, mais où elle est à l'abri de ses coups. Elle n'a plus à redouter l'indigence et la disette, elle se nourrit du pain des anges et s'abreuve du vin qui fait germer les vierges. N'est-ce pas dire qu'elle n'appartient plus à la terre que comme le voyageur qui passe, que par la sublimité de ses pensées, par la sainteté de ses affections, elle est devenue semblable aux anges, elle est supérieure et inaccessible aux jouissances de ce bas-monde?

Ajoutons que ce pain des anges est aussi le pain des forts et le froment des élus. On comprendra qu'à la gloire de son éclatante pureté l'âme ajoute la gloire des victoires remportées sur la chair et sur ses inclinations déréglées, et que son triomphe est la récompense de ses combats et de ses mérites.

« Les martyrs étaient enivrés de ce vin, s'écrie Saint-Augustin, eux qui, marchant au supplice, méconnaissaient les leurs, et se montrant insensibles aux larmes de leurs épouses, de leurs enfants et de leurs proches, chantaient en actions de grâces : « Je prendrai le calice du salut et j'invoquerai le nom du Seigneur. » Ecoutons Saint-Cyprien : « Contents de ce seul mets, les vrais fidèles méprisent toutes les délices mondaines, et, possédant Jésus-Christ, ils dédaignent de posséder aucun bien de ce monde. »

Les passions sont des besoins violents et exagérés ; ce sont par conséquent des vides immenses qui se font vivement sentir et appellent ardemment la jouissance. Mais quel besoin pourrait avoir celui qui a mangé le pain de toutes les douceurs et de toutes les saveurs, qui a bu le vin exquis de toutes les joies et de toutes les délices ?

A ce banquet somptueux et magnifique par dessus tous les banquets, c'est le Seigneur lui-même qui se donne à manger et à boire ; il remplit de biens tous ceux qui sont vides et donne le repos à tous ceux qui sont tourmentés. « Celui qui me mange n'aura plus faim ni soif, dit le Maître ; il deviendra lui-même une fontaine d'eau jaillissante jusqu'à la vie éternelle. »

Mais il n'est pas possible de donner même une légère idée des voluptés ineffables que goûtent les âmes pures dans l'Eucharistie, si les saints ne nous prêtent pas leur langage. « Elles sont comblées, dit saint Macaire, des biens célestes, des joies ineffables et des richesses immenses de la divinité, que l'œil n'a point vus, que l'oreille n'a point entendus, que le cœur n'a point conçus. Notre Seigneur les fait entrer dans un repos et dans une tranquillité merveilleuse, dans un élargissement et dans une jubilation de cœur, dans des contentements qui ne se peuvent dire, et leur donne, selon sa parole, des assurances de la vie éternelle et bienheureuse. » Celui en qui l'Agneau Pascal demeure, dit saint Cyprien, sent des choses admirables, en voit de grandes et en dit d'inouïes, et la force du vin mystérieux qu'il a bu lui remplit l'âme d'une joie inexplicable. Ce pain des anges surpasse toutes les saveurs qui contentent le goût, et va bien loin au-delà de toutes les douceurs dont nos sens peuvent être flattés. »

Comment des cœurs élevés à cette hauteur, submergés en quelque sorte dans des délices toutes divines, pourraient-ils encore désirer les plaisirs de la chair et des sens? Ne voit-on pas qu'il y a là un remède puissant contre les affections désordonnées de l'âme et contre les affections douloureuses du corps? « La colère, dit saint Chrysostome, défigure le corps et altère son tempérament. C'est une vipère que nous nourrissons en notre intérieur, c'est un ver qui nous dévore les entrailles. Comment nous délivrer d'une peste si funeste et d'un poison si pernicieux? En buvant le sang de Jésus-Christ, qui tue les vers et les serpents. » Ecoutons saint Bernard : « Si quelqu'un de nous, disait-il à ses religieux, ne se sent point attaqué, ni si souvent ni si vivement, des mouvements de l'envie, de la luxure et des autres vices, qu'il en rende grâce au corps et au sang de Notre Seigneur, car c'est de lui qu'il reçoit ces biens ; c'est la vertu de son sacrement qui opère en nous ces effets. »

Certes, le monde n'entend rien à ce langage; comment y croirait-il? C'est sa faute, car il refuse d'en occuper son esprit et son cœur. Ce n'est pas la faute de la vérité qui se manifeste à qui la désire vraiment.

Du reste, cette action de l'Eucharistie sur le chrétien n'est point toujours un prodige inexplicable. Quand nous sommes ravis par l'amour infini de notre Dieu, quand toutes les forces de notre cœur et de notre esprit sont tout entières en activité par correspondance à cet amour, notre vie abandonne les bas-fonds de notre nature et se concentre dans les hautes parties de l'âme. Le sacrement divin agit alors comme dérivatif, et les organes malades, dégagés des excès de chaleur dont ils étaient le siége, peuvent revenir d'eux-mêmes à un état de parfaite santé.

Toutefois, quand le seul attouchement de la robe de Notre-Seigneur arrête une hémorrhagie chronique, quand la ceinture de saint Paul et la seule ombre de saint Pierre opèrent les cures les plus merveilleuses, il faut remonter au principe surnaturel créateur pour trouver une explication suffisante du prodige. Mais le chrétien qui communie n'est-il pas plongé tout entier dans l'élément surnaturel? Faut-il donc s'étonner que l'Eucharistie agisse parfois d'une manière miraculeuse par la puissance qui lui est propre? Il faudrait bien plutôt s'étonner qu'elle n'agît jamais de la sorte. Que de fois, sans doute, elle enfanterait des prodiges et se révélerait elle-même par des œuvres vraiment divines, si notre indisposition habituelle n'y mettait obstacle! Le Dieu de l'Eucharistie n'a rien perdu de sa puissance; c'est le même Dieu qui a produit l monde d'abord et qui plus tard rendait la vue aux aveugles, l'ouïe aux sourds, le mouvement aux perclus de leurs membres, la vie aux morts.

Toutefois, nous l'avons dit, ce Dieu est un Dieu caché; il ne se manifeste pas à ceux qui roulent dans le tourbillon des affaires terrestres, ni à ceux qui ferment les yeux pour ne le pas voir; il est fade et insaisissable à ceux qui se laissent dominer par l'attrait grossier des plaisirs charnels et à ceux qui, ne faisant pas usage des facultés surnaturelles que leur a données le baptême, se contentent de la vie imparfaite de la raison et des sens.

Ce Dieu adorable est esprit; le corps humain dont il s'est revêtu a lui-même dépouillé ses formes matérielles pour prendre les qualités des esprits; il habite au milieu de nous, mais hors du domaine des sens; c'est là qu'il nous appelle sous les ombres mystérieuses de sa retraite. Il veut donc arracher nos cœurs à l'empire des créatures ; il veut donc que nous nous dépouillions de nous-mêmes, que nous nous anéantissions volontairement comme il s'est lui-même anéanti, afin de nous purifier de tout amour-propre et de toutes les taches de la vanité et de la sensualité, et de nous rendre par là capables de nous donner tout entiers à lui, comme il se donne tout entier à nous.

Tant que nous ne serons pas ainsi spiritualisés, tant que nous n'aurons pas transformé ainsi nos lumières naturelles dans les lumières de la foi, ne prétendons pas le connaître dans le mystère de son amour. Mais lorsque notre esprit et notre cœur auront eu le bonheur de le trouver et de le goûter, nous sentirons qu'il est notre Maître, et qu'il nous suffit pour tous nos besoins et contre toutes les difficultés.

CHAPITRE IV.

De la Prière et de son secours dans les maladies.

Mais la communion sacramentelle n'est qu'une union d'un instant. L'âme chrétienne possède un autre puissant moyen de continuer mystérieusement cet acte passager et de rester en rapports constants avec son Dieu : c'est la prière. Par la prière, en effet, nous élevons notre esprit et notre cœur vers le ciel, et nous nous mettons en communication directe et intime avec l'Auteur de tous biens, sous le regard duquel nous nous tenons avec un profond respect, l'œil ouvert, pour recueillir les rayons de vérité ; l'oreille attentive, pour écouter les paroles de vie qui tombent de sa bouche.

C'est aussi par ce canal de la prière que Dieu aime à faire en nous ses plus doux et ses plus riches épanchements. A peine le murmure de notre faible voix est-il monté jusqu'à lui, que son cœur s'incline et sa puissance se met à l'œuvre pour opérer parfois des prodiges. Oh! qu'il aime la prière du juste! Il écoute le soupir même du pécheur; il éclaire son esprit et purifie son cœur. Il est attentif à tous nos gémissements, et se tient, en quelque sorte, toujours prêt à répondre à nos désirs. Pourquoi donc ne nous adressons-nous pas plus fréquemment à lui, dans nos souffrances et dans nos maladies, avec une humble soumission et une confiance persévérante? C'est lui-même qui nous y invite et nous presse : « Demandez, et il vous sera donné ; cherchez, et vous trouverez ; frappez, et il vous sera ouvert. Si, jusqu'ici, vous n'avez rien obtenu, c'est que, jusqu'ici, vous n'avez rien demandé en mon nom. » Et, comme pour provoquer nos supplications et confirmer ses promesses, il remplit le monde du bruit de ses bienfaits.

Après avoir contesté le caractère surnaturel de certaines guérisons qu'il rapporte, le docteur Debreyne ajoute avec beaucoup de raison : « Nous ne prétendons certes pas vouloir insinuer ici qu'il ne faut pas

recourir aux moyens spirituels pour obtenir la guérison des maladies incurables ; nous voudrions que,
dans toutes les maladies quelconques, aiguës ou chroniques, on s'adressât à Dieu comme au souverain médecin de qui vient toute médecine. Que peuvent faire
nos herbes et nos topiques si le Seigneur ne répand
ses bénédictions sur nos faibles médications matérielles ? « Ce n'est pas l'herbe ni le cataplasme qui guérit, disent les saints Livres, mais la parole de Dieu.
Si le Seigneur ne guérit les malades, c'est en vain que
se tourmentent ceux qui donnent les soins et ceux qui
les reçoivent. » Aussi nous engageons de toutes nos
forces les malades à recourir à Dieu : les moyens spirituels secondent puissamment les ressources matérielles de la thérapeutique. D'ailleurs, l'invocation
divine est le cri instinctif du cœur ; c'est la voix de la
douleur et de la détresse. Toute âme souffrante pousse
naturellement un cri vers le Ciel ; car toute âme est
naturellement religieuse ou chrétienne, dirai-je
avec un Père de l'Eglise. Tous les hommes en proie
aux peines physiques et morales lèvent instinctive-
ment les yeux au Ciel et implorent le secours de la
Divinité. C'était ce que faisait David au jour de ses
épreuves. Nous le répétons, nous conseillons souvent
à nos malades d'avoir recours aux prières, aux neu-
vaines, au Saint-Sacrifice, aux pieux pèlerinages et
à toutes les saintes pratiques de la Religion.... »

Entendons un autre médecin, non moins consciencieux que savant, le docteur Descuret, que nous avons

déjà plusieurs fois cité : « Outre les sacrements, qui purifient l'âme en même temps qu'ils diminuent les souffrances du corps, la Religion prescrit l'usage journalier de la prière comme une armure à opposer aux attaques continuelles des passions. Je ne sache pas, en effet, de moyen plus propre à dissiper ces dangereux ennemis de notre repos que cette fréquente communication de l'homme avec son Créateur. »

« Quand vous avez prié, dit un de nos grands écrivains, ne sentez-vous pas votre cœur plus léger et votre âme plus contente ?

La prière rend l'affliction plus douce et la joie plus pure ; elle mêle à l'une je ne sais quoi de fortifia de suave, et à l'autre un parfum céleste.

Que faites-vous sur la terre, et n'avez-vous rien à demander à Celui qui vous y a mis ?

Vous êtes un voyageur qui cherche la patrie ; ne marchez point la tête baissée ; il faut lever les yeux pour reconnaître sa route.

Votre patrie, c'est le ciel ! Est-ce qu'en vous, à cette pensée, il ne se remue rien ? Est-ce qu'aucun désir ne vous presse, ou ce désir est-il muet ?

Il passe quelquefois sur les campagnes un vent qui dessèche les plantes, et alors on voit leurs tiges flétries penchées vers la terre ; mais, humectées par la rosée, elles reprennent leur fraîcheur et relèvent leur tête languissante.

Il y a toujours des vents brûlants qui passent sur l'âme de l'homme et la dessèchent ; la rosée est la prière qui la rafraîchit. »

Redisons-le : la prière est une puissance qui remue le ciel et la terre, qui fait monter l'homme des profondeurs de son néant et arrache Dieu aux profondeurs de l'éternité pour les unir dans d'ineffables conversations et harmoniser leur concours mutuel dans le gouvernement des choses d'ici-bas.

Mais entendons le déiste qui nous crie : « O insensés présomptueux ! croyez-vous que Dieu va changer ses décrets pour se rendre à vos caprices ? Bien plus : que prétendez-vous être pour que Dieu s'occupe de vous. Dieu est trop grand, et vous êtes trop petits. Allez : si vos maladies sont sûrement mortelles, rien ne vous sauvera de la mort. »

Donc, dirons-nous aussi : il n'est pas moins inutile d'appeler le médecin que d'invoquer le Ciel. Hideux fatalisme, qui paralyse l'activité humaine, déracine nos espérances et nous avilit.

Et puis : « Dieu est trop grand pour vous écouter ! » S'il ne s'est pas abaissé en nous créant, comment s'abaisserait-il en nous conservant et en nous conduisant à notre terme ?

« Il est trop grand ! » Mais c'est précisément en vertu de la grandeur infinie de toutes ses perfections qu'il doit s'occuper de nous sans peine et nous embrasser tous du plus grand au plus petit dans les soins de sa tendresse. Comment serait-il grand, si nous lui échappions ou si nous lui étions à charge ?

Ce n'est pas une autre erreur moins énorme que d'alléguer contre la prière l'immutabilité de ses dé-

crets, ou, du moins, c'est oublier une vérité essen-
tielle. Il est vrai que rien n'a commencé sans Dieu, et
que rien ne peut actuellement continuer à subsister
sans Dieu, qui conserve et dirige toutes ses créatures
à leur fin par une providence non moins efficace
qu'invisible.

D'autre part, dans les affaires qui sont du ressort
de la liberté humaine, il ne décrète ni ne fait rien en
dehors de la volonté de l'homme ; en tout et partout,
il n'agit qu'en tenant compte des déterminations de
celle-ci.

Ainsi donc, nous n'avons pas une pensée, nous
n'articulons pas une seule parole, nous ne produisons
pas une seule action sans la force de Dieu, qui nous
soutient et nous aide ; et Dieu, de son côté, ne décrète
rien sans la prévision de nos résolutions; il ne fait rien
sans nous, sans l'appoint de notre activité.

Tout acte, dans l'ordre des affaires humaines, est
donc le fruit du concours harmonieux de l'homme et
de Dieu.

Mais, cependant, Dieu s'est réservé le pouvoir d'in-
fluencer en quelque sorte nos pensées et nos volontés par les lumières et les inspirations qu'il lui plaît de
nous donner.

En retour, il veut que nous puissions aussi agir sur
son cœur par la prière, et obtenir, par ce moyen, les
biens dont nous avons besoin.

Et la prière se trouve ainsi, dans l'ordre de sa
Providence, une des causes les plus universelles et

les plus puissantes des événements de ce monde. Dieu n'a rien ordonné, rien arrêté, qu'en prévision et en conséquence de la force de cet agent merveilleux.

Ne comprend-on pas, dès lors, que la prière devrait entrer dans le soin de tous nos intérêts, qu'il s'agisse de notre fortune, de notre santé temporelle, ou de notre salut éternel ? Même, en effet, dans la disposition naturelle des choses, en excluant le miracle, l'issue de nos affaires peut être heureuse ou malheureuse ; le fruit de nos travaux peut être abondant ou nul, selon que nous prions ou ne prions pas, puisque, selon ce qui précède, la prière a son poids dans la balance de la Providence.

Par exemple, vous tombez dans une maladie grave ; si vous avez l'habitude de recourir à Dieu, vous en serez récompensé, je suppose, par la bonne inspiration d'appeler à temps le médecin qui vous est nécessaire, par la science et la sagesse pratiques avec lesquelles votre mal sera traité, par le choix et la qualité des remèdes, par l'état général dans lequel seront votre organisation et même votre âme, et, enfin, par une foule de circonstances diverses qui paraîtront n'avoir aucun rapport entr'elles et qui se réuniront pour favoriser votre guérison.

Au contraire, il pourra se faire, si vous négligez la prière, que mille traverses, mille contrariétés, mille incidents aggravent votre maladie, et, de légère qu'elle était, la rendent mortelle. Ainsi, vos souffrances ne seront pas comprises, vous n'aurez pas le médecin qui vous convient, votre mal sera méconnu ; les remèdes seront mauvais ; vous serez impatient quand vous auriez besoin de calme ; le temps sera pluvieux quand il vous faudrait du soleil ; enfin, victime de coïncidences déplorables, vous devrez mourir d'une affection qui aura débuté sans gravité.

Rien de plus merveilleux que les voies mystérieuses par lesquelles Dieu gouverne les créatures ! Rien de plus inexplicable et de plus réel en même temps que certains effets dont les causes complètes échappent, et qui, par eux-mêmes, déjouent toute l'habileté et toute la prévoyance humaines.

Du reste, malgré les progrès incontestables des sciences médicales, combien de douleurs dont la nature, le siége, les causes sont encore totalement inconnus ! combien de variétés et de complications de maladies en présence desquelles les plus habiles se taisent ou se contredisent les uns les autres ! Non-seulement alors les tentatives de traitement sont inutiles, souvent elles augmentent les souffrances et compromettent l'avenir.

A qui recourir, dans ces tourments, sinon à Celui qui nous a créés et qui peut nous refaire, qui veille sur l'oiseau des champs, et s'est engagé à répondre à notre voix et à prendre soin de nous. C'est la nature elle-même, la première, qui nous enseigne ce recours et nous y engage, avant même toute réflexion, par le cri : « Mon Dieu ! mon Dieu ! » qui part spontanément de notre cœur dans toutes nos peines. Certes, il

faudrait être bien aveuglé par les préjugés de l'incrédulité, et avoir le sens humain complétement faussé
et dénaturé, pour résister à ce mouvement qui vient
du fond de nos entrailles et que la raison nous montre
comme la voix de la vérité, et pour renoncer volontairement, d'avance, au secours que tout être a quelque droit d'espérer de son Auteur.

Et, qu'on y fasse bien attention ! Dieu n'a pas besoin de faire un miracle chaque fois que la science
humaine est à bout de ses ressources. Car cette
science n'est pas seulement courte par quelque endroit;
elle est restreinte et bornée en tous sens par une multitude d'obscurités peut-être à jamais impénétrables.
Quelle variété, quel enchaînement, quelle mutuelle
dépendance dans les lois de notre organisme ! Et puis
cette union mystérieuse de notre âme et de notre
corps, cette action réciproque de l'un sur l'autre, qui
la pénétrera jamais et en découvrira les secrets ?
L'homme ignore et prétend suppléer à son ignorance
par des hypothèses plus ou moins plausibles; mais
Dieu voit et connaît clairement jusqu'à la source de
nos forces et de nos faiblesses les plus cachées; il sait
les fibres secrètes qu'il faut toucher pour nous soulager et nous guérir ; il ménage le concours de nos pensées, de nos affections, de nos mouvements et de toutes
les influences étrangères, et souvent, à a voix pieuse
d'un enfant, il opère des cures qui tiennent du prodige et jettent le monde dans l'étonnement. Les savants libres-penseurs contesteront la réalité du miracle

proprement dit, et, en cela, ils pourront avoir raison, parce qu'il n'y aura pas eu, vraiment, dérogation formelle aux lois de la nature ; mais ils auront tort quand ils voudront, au nom de leur science, nier toute intervention spéciale de Dieu, et donner de ces faits, qui excèdent la puissance commune des forces naturelles, des explications embarrass es, incomplètes, ridicules ou même malveillantes, qui ne prouvent, du reste, que l'opposition obstinée de leur esprit et de leur cœur à la bonté divine et à la Religion.

On nous dira : « Pourquoi ces guérisons merveilleuses, dont les annales religieuses fourmillent, n'ont-elles jamais lieu que sur des enfants et des femmes dont on peut suspecter l'intelligence et la sincérité, et non sur des personnes dignes de confiance et capables de comprendre et d'expliquer ce qui se passe en elles? Eh quoi ! quand un mal évident et constaté des médecins est guéri instantanément, après avoir résisté à toutes les médications, la qualité du sujet qui en était affecté peut-elle encore avoir quelque importance? Du reste, il est faux que la bonté de Dieu ne se manifeste avec éclat qu'envers des personnes suspectes d'idiotisme ou de fourberie. Mais, dans les cas les plus incontestables, que fait la prétendue science? Elle refuse de s'en occuper et donne aux journaux le mot d'ordre du silence. Il ne nous serait pas difficile de citer plusieurs faits à l'égard desquels cette tactique a été employée.

Ce qui est vrai, c'est que, rarement, les hommes

mûrs sont l'objet de ces faveurs privilégiées. Pourquoi? Hélas! pourquoi n'ont-ils pas communément une foi plus vive, une humilité plus vraie, une confiance plus assurée, une charité plus parfaite? Dieu aime et recherche les petits, les simples, les faibles, les délaissés, et c'est en eux qu'il se plaît à faire éclater sa puissance. Il dédaigne et abandonne à leur suffisance et à leur égoïsme ceux qui, enflés d'orgueil, doutent de tout, excepté de leur mérite, et n'attendent les succès de leur fortune que des combinaisons de leur habileté. Ah! si les hommes savaient prier comme les enfants et comme certaines pauvres femmes, le cœur de Dieu ne résisterait jamais à leurs supplications; ils obtiendraient de vrais prodiges.

Mais nous parlons de miracle : Dieu en fait-il encore de véritables ? Et pourquoi n'en ferait-il pas? Sa puissance n'est pas diminuée, sa bonté est toujours la même, et la nature est toujours docile à sa voix Il est vrai qu'il n'a plus besoin de bouleverser le ciel et la terre pour fonder son culte parmi les hommes; l'histoire est là, gardant le souvenir des prodiges qu'il a accomplis pour cela ; et puis, l'existence de la Religion divine par l'univers entier est un prodige qui les résume tous en lui-même, et qui en atteste la réalité d'une façon continue.

Du reste, sa puissance est aux ordres de son amour, si nous pouvons nous exprimer ainsi. Et son amour, qui est sous la dépendance de la justice et de la vérité, est proportionné aux degrés de sainteté qu'il y a dans le monde.

Aux époques de foi vive et d'ardente charité, il multiplie les miracles avec une facilité étonnante, il en marque pour ainsi dire tous les pas des saints. Aux époques de scepticisme, d'égoïsme et d'insensibilité, son bras se raccourcit, et les miracles deviennent rares comme la sainteté qui les produit.

Toutefois, pour inquiéter ses ennemis et leur rappeler son autorité méconnue, pour tenir en éveil les âmes tentées de langueur et de somnolence, ou bien pour combler des marques de sa tendresse ceux qui l'aiment, il frappe par intervalles de grands coups, même dans les plus mauvais temps, et épanche de son cœur des bénédictions signalées. Depuis vingt-cinq ans, l'Eglise catholique a inscrit au catalogue des saints un nombre considérable d'hommes et de femmes qui ont vécu à des âges peu éloignés de nous, et ce n'est qu'en s'appuyant sur des miracles absolument certains par lesquels Dieu les a glorifiés, qu'elle a pu prendre cette grave détermination de les exposer sur ses autels à la vénération et à l'imitation des fidèles. Qu'on interroge les procès de canonisation, et l'on sera grandement étonné de deux choses : et de la sévérité extrême avec laquelle l'Eglise rejette impitoyablement tous les miracles tant soit peu douteux, et du nombre de ceux qui résistent aux rigueurs d'une critique inexorable et qui sont admis comme incontestables.

Serait-il donc permis d'implorer la bonté divine, quand bien même elle ne pourrait nous secourir dans notre détresse que par un vrai prodige? Et pourquoi non ? La raison et la foi ne nous apprennent-elles pas que Dieu est la ressource suprême de tous ceux qui n'ont point de secours à attendre des hommes ? « Quand vous seriez abandonné de votre père et de votre mère, nous dit-il par un de ses prophètes, moi, je ne vous abandonnerai point. » Quand l'univers entier se lèverait contre moi, s'écrie David, j'espérerai en vous, Seigneur, et je ne serai point confondu. » Le Sauveur nous répète : « Tout ce que vous demanderez à mon Père en mon nom, il vous l'accordera. « Entendez-vous ? âmes pusillanimes, tout, *quidquid*, il n'excepte rien, tout vous sera accordé. Est-ce que dans le cours de sa vie publique Jésus-Christ a blâmé les malades qui lui demandaient leur guérison, fallût-il qu'il fît un miracle? Non, il blâmait ceux qui manquaient de foi, de confiance pleine. « Gens de peu de foi, leur disait-il, pourquoi doutez-vous ? » Quant aux âmes qui se jetaient dans ses bras avec une confiance entière, il ne leur refusait rien. » « Femme, disait-il à la Chananéenne, votre foi vous a sauvée. »

Mais j'entends une objection : « N'est-ce pas tenter Dieu que de lui demander un miracle? Quelle témérité, quelle prétention, quel orgueil que de vouloir être l'objet d'un prodige ! » Mon Dieu, répondrons-nous, comment expliquer ces paroles avec les vôtres, et qui croire de cette sagesse humaine qui commande la réserve, ou de votre bonté qui ne veut point de borne à notre confiance ?

Ah ! certes, oui, ce serait tenter Dieu que de négli-

ger les moyens ordinaires, de commettre des imprudences et d'attendre la guérison d'une maladie mortelle de votre complicité avec notre lâcheté et notre
présomption ! Ce serait une prétention monstrueuse et
un insupportable orgueil que de compter sur nos mérites personnels pour obtenir un miracle qui nous dis-
tinguerait de nos semblables !

Mais il s'agit d'un père, d'un époux, d'un chef de
famille nécessaire aux siens, d'un homme public, oc-
cupé avec dévouement des intérêts de la société ; tous
les soins de l'affection la plus tendre, toutes les ressources de la science ont été épuisées en vain, tous les
moyens humains sont proclamés impuissants, et je ne
pourrai pas me jeter à genoux et dire à Dieu, avec le
cri de la détresse : « Vous, qui seul avez pouvoir sur
la vie et sur la mort, sauvez-le? » Et pourquoi ? Ce
n'est pas sur mes mérites, mais sur sa bonté que je
m'appuie pour prétendre à une telle faveur. Ce n'est
pas pour être l'objet d'un privilége et d'une distinc-
tion, mais pour échapper à un affreux malheur que
j'implore cette grâce signalée. Je reste d'ailleurs soumis à la volonté de Dieu, et, avant tout, je ne veux
que ce qu'il veut lui-même. Que dis-je? N'est-ce pas
lui qui m'inspire la confiance dont je suis animé,
qui me donne la pensée de recourir à sa bonté comme
à mon dernier refuge ? Je fais donc sa volonté précisément en sollicitant sa puissance et en faisant au besoin
violence à son cœur ; il veut que je compte sur lui,
que je le prie avec importunité et que je ne désespère

jamais de sa miséricorde. Je l'honore donc toujours par mes supplications lors même que, pour des raisons dignes de lui, il aurait résolu de ne pas m'accorder la faveur demandée. Certainement, ma faible voix ne sera pas montée aux pieds de son trône sans qu'il en descende quelque grâce spéciale.

Qu'importe, du reste, qu'il ne puisse nous exaucer que par un miracle ? Un miracle ne lui coûte pas plus que la conservation de la nature et sa puissance se joue avec les prodiges, comme nous avec nos jouets.

Il est des personnes qui craignent de trop lui demander ; certes, gardons-nous sans doute de la témérité et de la présomption : que l'orgueil ne soit ni le principe ni la fin de nos prières, car Dieu abhorre les superbes, et si parfois il exauce leurs désirs, c'est pour les perdre. Mais peut-il être ici question d'orgueil? Il s'agit d'une âme accablée, anéantie par son impuissance, par son dénûment de tout secours humain, et qui se jette en Dieu comme en celui qui est encore l'appui et le refuge des désespérés de ce monde. Et qui donc persuadera à cette âme qu'elle est téméraire pour trop demander à son Dieu? Elle a raison, en effet ; qu'elle ne mette point de borne à sa confiance, à l'audace de sa prière, puisque son infortune n'en a point, puisque son Dieu lui-même lui a promis sans réserve son assistance et lui a fait en quelque sorte un devoir de l'espérance contre l'espérance. Ce serait en vérité, du reste, bien mal connaître cet Océan de tous les biens, que de craindre de l'épuiser. Ne serait-ce

pas le confondre avec les créatures qui s'appauvrissent
en donnant? Pour lui, source intarissable de tous les
biens, non-seulement il ne perd rien des richesses
qu'il répand, mais plus il prodigue ses dons, plus aussi
il manifeste sa gloire ; plus il inonde les âmes de ses
faveurs, plus encore il accroît sa félicité accidentelle.

Gardons-nous donc de restreindre nos prières par
une prudence injurieuse à sa bonté ou par une pusil-
lanimité ridicule. Allons au contraire à lui avec une
confiance illimitée. Il désire lui-même plus vivement
nous accorder les biens dont nous avons besoin, que
nous les obtenir ; il n'attend que nos supplications.

Plus un cœur est pur et humble, plus son amour est
ardent, plus ses élans sont forts et persévérants, plus
il a droit d'aborder avec assurance celui de son Dieu.
Il est possible que la vivacité de ses vœux soit mise à
l'épreuve par le cours des événements ; qu'il ne désespère ni même se décourage jamais ! Par sa patience et
par sa constance inébranlables, il sera plus fort que
Dieu, et vaincra ses résistances. Rien de plus désolant que les défaillances de certaines personnes qui
prient et font prier pendant un temps et qui, victimes
d'une déplorable défiance, abandonnent la partie au
moment où leurs désirs, éprouvés par les retards divins, vont être entendus. Combien le Prophète était
plus sage lorsqu'il s'écriait : « Quand vous m'auriez,
Seigneur, précipité au fond des abîmes, je ne cesse-
rais pas pour cela d'espérer en vous. » Voilà aussi le
sentiment d'une âme vraiment chrétienne. Qui en sera

vivement et profondément pénétré, obtiendra des prodiges. Dieu ne répand pas en vain ses grâces sur la terre ; elles ont nécessairement un effet ; ainsi l'homme, nous l'avons dit, n'élève pas inutilement sa voix suppliante vers le Ciel, elle ouvre toujours quelques-uns des trésors divins pour en enrichir la terre.

CHAPITRE V.

De l'Extrême-Onction.

Pourquoi ce sacrement est-il ainsi appelé ? Beaucoup de personnes le regardent comme l'annonce et même le prélude du glas funèbre. En ont-elles une juste idée ? Ecoutons ce qu'en dit l'apôtre saint Jacques : « Quelqu'un parmi vous est-il malade ? Qu'il appelle auprès de lui les prêtres de l'Eglise, et que ceux-ci fassent sur lui des onctions avec l'huile *sainte* au nom du Seigneur ; et la prière de la foi sauvera le malade, et le Seigneur le soulagera, et s'il est dans le péché, il en obtiendra la rémission. » Ces paroles ont toujours été regardées par les catholiques comme l'écrit authentique attestant l'institution et créant la nature et les effets du sacrement de l'Extrême-Onction. De ces paroles ont toujours été déduits par l'Eglise ces points de doctrine que l'Extrême-Onction est le sacrement des malades, qu'elle leur remet leurs péchés ou restes de péchés et qu'elle les soulage dans leurs souffrances corporelles. C'est sur ces paroles que s'appuyaient Origène, saint Chrysostôme, saint Augustin, saint Innocent, saint Grégoire et tous les saints Pères, pour exhorter les fidèles de leurs temps à le demander comme le complément et la consommation de la Pénitence et comme un remède utile à la santé du corps. Mais voici la vérité dogmatique formulée dans les décrets des Conciles de Florence et de Trente :

« L'effet de ce sacrement, dit le premier, c'est la guérison de l'âme et aussi du *corps lui-même*, autant qu'il est nécessaire, » et la sainte assemblée cite à l'appui de sa définition les paroles de saint Jacques.

Ecoutons les Pères de Trente : « Si quelqu'un dit que l'Onction sacrée des infirmes ne confère pas la grâce ni ne remet les péchés, ni ne soulage les malades, mais que déjà elle a cessé d'avoir ces effets, comme si la grâce des guérisons n'avait existé qu'autrefois dans l'Eglise, qu'il soit anathème. »

Le Rituel romain ne peut pas tenir un autre langage. « Il faut administrer avec tout le soin et la diligence possibles, à ceux qui sont dangereusement malades, le sacrement de l'Extrême-Onction qui a été institué par le Seigneur Jésus-Christ comme une médecine céleste, salutaire non-seulement à l'âme, mais encore au corps. »

Qu'est-ce à dire ! Qu'on désespère de la vie d'un homme quand le prêtre propose de lui conférer ce sacrement? Que l'*Extrême*-Onction ne se donne qu'à ceux qui sont à la dernière *extrémité?* Loin de là. Il faut être, en effet, gravement, dangereusement malade pour être capable de la recevoir; le prêtre qui l'administrerait à une personne légèrement indisposée, ferait une faute et le sacrement serait invalide. Mais bien loin qu'il soit nécessaire d'attendre que tout soit désespéré pour le demander, ou pour le conférer, les règles de l'Eglise enjoignent aux prêtres de l'administrer avant que les malades aient perdu tout espoir de guérison, et le Catéchisme romain fait un crime à ceux qui ne donnent ou n'ont soin de faire donner ce précieux secours qu'aux moribonds, c'est-à-dire qu'à ceux qui commencent à perdre le sentiment et qui n'en peuvent plus convenablement profiter.

Certes, même conférée en temps utile, l'Extrême-Onction ne rend pas toujours la santé corporelle. Car la Providence divine ne considère et n'estime pas seulement comme nous cette vie présente et ses avantages. A ses yeux qui sont les yeux incorruptibles de la vérité même, nous sommes ici bas voyageurs, marchant à travers l'épreuve vers l'éternité qui est le terme de nos destinées. Il est donc sage et juste que Dieu subordonne la guérison de nos infirmités corporelles aux vues plus élevées qui regardent notre salut éternel.

Cependant que de fois incontestablement, et c'est la foi qui impose cette conviction, ce sacrement est un remède impuissant sur l'âme aussi bien que sur le corps, seulement parce qu'il est appliqué trop tard et qu'il ne pourrait produire ses effets que par une dérogation violente aux lois de la nature ! Immense, varié, sublime est l'ordre providentiel établi de Dieu, créateur et sanctificateur. C'est un mélange merveilleux de dispositions naturelles et surnaturelles. Les lois premières mais inférieures de la création sont soumises aux lois supérieures de la grâce, qui ne les détruit pas, mais les perfectionne en les pliant avec douceur et force aux besoins de son action.

D'après ces principes, les effets des sacrements ne sont vraiment miraculeux que lorsqu'ils constituent des dérogations formelles aux lois de la nature et de la grâce combinées et harmonisées. Ces prodiges sont assez rares de notre temps.

Quant à leurs fruits propres et habituels, tels que la rémission des péchés et la guérison des maladies corporelles par l'Extrême-Onction, ils sont produits naturellement selon les lois et les dispositions ordinaires que Dieu a instituées.

Ils ne procèdent certes pas de la nature seule, car ils excèdent trop ses propriétés innées. Ils ne sont pas non plus miraculeux dans la force du mot, car ils découlent d'un ensemble merveilleux de causes fixes et constantes, auxquelles le monde refuse de croire et dont il se tient éloigné pour ne pas en subir l'empire. En un mot, ce sont les effets naturels, si l'on peut dire, de l'ordre surnaturel qui est constitué par l'union harmonieuse de la nature et de la grâce divine.

Or, ce sont ces fruits ordinaires, la rémission des

péchés et la santé du corps dans l'Extrême-Onction,
que ne recueillent pas communément les malades qui
ne reçoivent les secours de la religion qu'à la dernière
extrémité. Les sacrements ne peuvent guère alors
avoir plus d'action bienfaisante sur eux que les prescriptions médicales. Car bien qu'ils opèrent par eux-
mêmes et en vertu de leur propre puissance, ils n'o-
pèrent cependant le plus souvent que conformément
aux dispositions de la volonté et du cœur. Mais de
quoi est capable celui qui déjà perd le sentiment ou
même qui est affaibli par le mal au point de ne pouvoir
plus faire un acte de foi et de repentir ? Ne comprend-
on pas l'insistance maternelle de l'Eglise auprès de
ses ministres et auprès de ses enfants pour qu'ils con-
fèrent ou fassent conférer aux malades les sacrements
nécessaires en temps opportun et salutaire ? Parfois
les parents animés d'une tendresse aveugle et cruelle
craignent d'effrayer ceux qu'ils craignent de perdre
et ainsi négligeant de leur faire donner les seuls secours peut-être efficaces, ils agissent contre l'intérêt
de leurs plus vives affections. Nous ne dirons pas
qu'en aimant d'un amour aveugle ils haïssent. Du
moins les effets d'une tendresse si peu raisonnable
sont en cela tout aussi funestes que ceux de la haine.
D'ailleurs, que de fois ils se trompent sur les intentions de leurs chers malades ! Ceux-ci, en effet, accablés par la souffrance, ont tant de peine à s'occuper
eux-mêmes de leurs affaires spirituelles ! Ils sont
tranquilles et satisfaits quand ils savent que des amis
sûrs y pensent pour eux.

Il arrive aussi qu'ils sont parfois empêchés de demander les sacrements par la raison même qui empêche de leur en faire la proposition. Et ainsi, retenus les uns et les autres par une crainte mensongère de se faire mutuellement de la peine, malades et parents attendent, bien à tort, que tout soit perdu pour recourir au seul remède qui, pris à temps, aurait pu tout sauver.

Du reste, cette crainte funeste est abusive. Redoute-t-on d'appeler le médecin, d'administrer des médicaments amers, dégoûtants, qui seraient pires que le mal, si le mal était léger? Eh bien! non, l'appareil des cérémonies religieuses n'est pas plus triste ni plus funéraire que l'appareil des médications matérielles. L'un n'est pas moins à appréhender que l'autre. Et en vérité, si l'instruction et la foi chrétiennes n'étaient pas si faibles ou si molles, on ne craindrait pas plus le premier que le second. Ah! si l'on connaissait les belles prières que l'Eglise met dans la bouche de ses ministres au lit des malades, on serait plus empressé de les entendre réciter et d'en retirer les fruits salutaires.

Qu'on nous permette d'en traduire ici quelques passages. Après les onctions, le prêtre prie en ces termes : « Seigneur Dieu qui avez dit par la bouche de l'apôtre saint Jacques : Quelqu'un est-il malade parmi vous? qu'il mande les prêtres de l'Eglise ; que ceux-ci lui fassent des onctions avec l'huile sainte, au nom du Seigneur, et la prière de la foi sauvera l'infirme, et le

Seigneur le soulagera, et, s'il a des péchés, il en obtiendra le pardon. » Guérissez, nous vous en prions, ô notre Rédempteur, guérissez par la grâce du Saint-Esprit les infirmités de ce malade ; fermez ses blessures, remettez-lui ses péchés, délivrez-le de toutes les douleurs du corps et de l'âme et rendez-lui miséricordieusement une parfaite santé intérieure et extérieure afin que, rétabli par les soins de votre bonté, il puisse retourner à l'accomplissement de ses devoirs d'état. Seigneur saint, Père tout-puissant, Dieu éternel, qui, en répandant la grâce de votre bénédiction sur les corps malades, conservez votre ouvrage avec une tendresse variée, répondez avec bonté à l'invocation de votre Nom, afin que vous délivriez votre serviteur de sa maladie, que vous lui donniez la santé, que vous le releviez de votre main, l'affermissiez par votre force, le couvriez de votre puissance et le rendiez à votre Eglise avec toute la santé désirée. »

Quelle sollicitude maternelle l'Eglise montre ici pour la santé, même corporelle, de ses enfants ! Avec quelle affection, avec quelle importunité, si l'on peut dire, elle insiste, elle répète les mêmes demandes, afin de faire violence en quelque sorte au cœur de Dieu ! C'est avec la ferveur la plus douce, un choix de raisons si touchantes et une persévérance si tenace qu'il semble impossible qu'elle ne soit pas exaucée. N'est-il pas évident qu'il n'y a rien de plus propre à relever le courage des malades et à fortifier leurs espérances que des prières si belles et si consolantes, faites au nom de la Religion! Pourquoi attend-on qu'ils n'en puissent plus comprendre l'explication, avant de songer à les en faire profiter? Il y a là de l'aveuglement et tout à la fois une faute. Combien donc il est à désirer que la déplorable habitude de ne recevoir les sacrements qu'à la dernière heure soit remplacée par celle de les demander dès que la maladie est devenue grave! Disons-le, il y a ici plus qu'un vœu à formuler, c'est un devoir que nous rappelons aux âmes chrétiennes qui ont quelque souci de la gloire de Dieu et du salut des âmes.

LIVRE CINQUIÈME.

CHAPITRE PREMIER.

De la paix chrétienne comme source de santé.

Quand le Fils de Dieu naquit parmi les hommes, les Anges chantèrent : « Gloire à Dieu au plus haut des cieux et paix sur la terre aux hommes de bonne volonté! »

Quand le Sauveur lui-même entrait dans une maison, il saluait ainsi : « Que la paix soit avec vous. »

Sur le point d'aller à la mort, il faisait son testament en répétant à ses Apôtres : « Je vous donne ma paix, je vous laisse ma paix. »

Faut-il s'en étonner? Un prophète l'avait appelé de ce beau nom : « Et il sera la paix. »

Demandez aux hommes le but et le terme de toutes leurs aspirations et de tous leurs travaux : « La paix, vous répondront-ils d'une commune voix; nous voulons et nous cherchons la paix; partout et toujours la paix, et rien que la paix. »

Ah ! c'est que la paix renferme en elle-même tous les biens, elle en est la suprême consommation.

Mais, ô paix désirée ! où es-tu, que nous puissions te trouver et jouir de tes suavités?

« La paix, dit l'Apôtre, sera l'œuvre de la justice. » Profonde parole ! que n'est-elle mieux comprise des hommes ! elle ferait leur bonheur.

Voici une autre parole non moins lumineuse, quoique moins expressément divine : « La paix, dit saint Augustin, c'est la tranquillité de l'ordre. Donc, point de paix sans ordre. »

Mais point d'ordre sans justice; donc, point de paix sans justice.

« Si donc vous aimez la paix, dit le même Augustin, aimez la justice, parce que la justice et la paix sont deux amies qui se tiennent elles-mêmes embrassées. Si vous n'aimez pas l'amie de la paix, la paix ne vous aimera pas et ne viendra pas en vous. »

Ecoutons saint Léon : « La vraie paix et la vraie liberté de l'homme, c'est lorsque sa chair est gouvernée par son esprit, comme juge, et que son esprit est gouverné par Dieu, comme souverain. La vraie paix consiste à n'avoir aucune opposition avec la volonté de Dieu, et à prendre en Dieu seul son plaisir. Car, quand nos sens ne résistent en aucune manière à notre volonté, et quand notre volonté n'est, sous aucun rapport, en contradiction avec la volonté divine, c'est la sérénité de l'âme, c'est le gouvernement de Dieu. »

Voilà bien le but de la vraie Religion ; voilà

bien le résultat de sa pratique dans les âmes. Voyons donc comment la paix vient récompenser la fidélité à ces principes. Non, ce n'est pas pour renoncer à tous les plaisirs et pour se condamner à toutes les douleurs, sans compensation, que les âmes consentent à devenir chrétiennes et à se revêtir de sainteté. Elles ne s'arrachent à la tyrannie de leurs sens et des créatures que pour se soustraire aux illusions de l'erreur et aux séductions de la vanité. Elles ne se replient et ne se recueillent en elles-mêmes que pour se mettre en rapports directs et intimes avec la vérité. C'est là, dans le sanctuaire silencieux et lumineux de leur cœur, qu'elles comprennent que, d'elles-mêmes, elles ne sont que néant, et que tout leur être est un écoulement de la richesse, un don de la bonté, l'œuvre de la sagesse et de la puissance de Dieu. Alors, comme accablée et anéantie par la majesté du Très-Haut, l'âme chrétienne tombe à genoux en sa présence et l'adore avec un respect suprême et avec un bonheur indicible ; elle reconnaît, elle loue, elle bénit, elle exalte ses perfections infinies ; elle chante sa gloire, elle lui rend mille actions de grâces pour tous ses bienfaits ; elle implore le pardon de ses infidélités, elle sollicite les effusions de son cœur. A ce moment, si l'on veut, l'âme chrétienne est une fleur : flétrie, elle s'ouvre pour recevoir la rosée céleste qui lui rend sa fraîcheur ; décolorée, elle se tient sous les rayons du soleil de justice qui ravivent son éclat ; languissante et effrayée de sa faiblesse, elle veut s'appuyer sur la force même qui soutient le monde ; rayonnante de lumière et de beauté, exhalant les plus suaves parfums, elle glorifie l'amour qui l'a fait naître.

« O Dieu ! s'écrie-t-elle, vous êtes mon principe, vous seul êtes la source possible et la raison suffisante de mon être. »

« Vous êtes ma fin ; vous seul avez droit à mes hommages, et vous seul pouvez me rendre heureux. »

« Vous êtes ma Providence ; vous seul pouvez me conserver, me soutenir et me diriger dans le chemin de la vie. »

« Vous êtes mon Maître et mon Roi ; je vous appartiens sans réserve, comme votre serviteur et votre sujet. C'est pour vous que je dois travailler ; c'est à vous que je dois le tribut de toutes mes facultés. Vous êtes le Droit vivant d'où descendent tous les droits ; vous êtes l'Autorité suprême d'où découle tout pouvoir, comme vous êtes l'Etre absolu par lequel existe tout ce qui est. »

« Vous êtes la vérité suprême dont se nourrit l'intelligence ; vous êtes la lumière parfaite qui l'éclaire et la réjouit. »

« Vous êtes le bien souverain qui apaise tous les désirs du cœur, qui lui donne le repos et l'enivre de félicité. »

« Vous êtes mon législateur ; votre volonté fait la loi de ma volonté et de tous mes penchants. »

« Vous êtes justice et sainteté ; ma grandeur, ma perfection, c'est de me tenir uni à Vous, c'est de me conformer à Vous dans mes pensées, dans mes affections et dans mes habitudes. »

« O Dieu! vous êtes mon Dieu. Que les autres cherchent ailleurs tout ce qui leur plaît; pour moi, rien ne me plaît ni ne me plaira que Vous, mon espérance et mon salut. Vous, la vie véritable et souveraine, par qui et en qui est bon tout ce qui est bon. En vous, ô mon Seigneur et mon Dieu! sont, furent toujours et seront à jamais tous les biens réunis au suprême degré. O Dieu! se détourner de Vous, c'est tomber; revenir à Vous, c'est se relever; demeurer en Vous, c'est être inébranlable. Sortir de Vous, c'est mourir; rentrer en Vous, c'est revivre; habiter en Vous, c'est avoir la vie pleine. Beauté toujours nouvelle et toujours ancienne, je vous ai trop tard connue, je vous ai trop tard aimée.» (Saint Augustin.)

Que fait l'âme chrétienne par ce premier acte d'adoration et de soumission? Elle accomplit le premier et le plus nécessaire de tous les actes de justice : elle rend à Dieu ce qui est à Dieu.

Mais c'est la violation de la justice envers Dieu qui a été la première cause du trouble et du désordre dans le monde. C'est pour s'être révolté contre Dieu, nous l'avons dit, que l'homme a vu toutes les créatures se révolter contre lui-même; c'est parce qu'il a méprisé tous les droits de son Créateur, que tous les siens ont été méconnus. C'est parce qu'il a rompu l'harmonie des rapports qu'il devait entretenir avec son Principe, que toute l'harmonie de ses facultés et de ses besoins a été brisée, et que la lutte s'est introduite jusqu'au plus intime de lui-même. Enfin, c'est parce qu'il s'est criminellement séparé de la source de sa vie, que toutes les faiblesses l'envahissent et que son âme se sépare de son corps.

Par conséquent, la pratique de la justice et de la soumission envers Dieu doit réparer une partie des désastres issus de la révolte, et rétablir l'âme dans une partie de sa première grandeur.

Et, en effet, en rendant à Dieu ce qui est à Dieu, elle rentre en paix avec lui et redevient son amie. Qui dira les fruits de cette réconciliation? Déjà, Dieu n'est plus un juge irrité, armé de foudres vengeresses. C'est un Père qui ouvre son cœur, pour en épancher sur un enfant les plus riches faveurs. C'est un Sauveur qui arrache un condamné aux derniers supplices, au prix des plus grands sacrifices. C'est un époux plein de tendresse qui se donne tout entier à une épouse ; c'est un ami qui n'a plus de secrets pour son ami et qui s'abandonne aux plus douces communications. De son côté, l'âme ne craint plus son regard, ni ne tâche plus d'échapper à sa présence. Elle aime à se sentir toujours près de lui, à marcher sous sa protection, à entendre sa voix et à prendre les intérêts de sa gloire.

Mais alors, ce n'est plus seulement Dieu en lui-même qu'elle veut servir et glorifier ; elle veut le bénir, le louer et l'honorer dans ses œuvres. Il n'y a pas de petites créatures en qui elle n'admire sa bonté et cette douce providence qui en prend soin avec une sollicitude si paternelle. Elle exalte cette sagesse et cette puissance ineffables qui éclatent non moins dans l'humble ciron que dans l'astre le plus brillant des cieux.

Or, elle sait que le Créateur n'a fait le monde si beau que pour être le domaine et le palais de l'homme, et qu'il a tout mis à ses pieds pour son service, et les oiseaux qui habitent les airs, et les troupeaux qui paissent l'herbe des champs. C'est donc en l'homme qu'elle reconnaît le chef-d'œuvre de son Dieu. En l'homme, en effet, elle contemple l'image du Très-Haut, son représentant au milieu de la nature, le rayonnement le plus admirable de ses perfections. En l'homme, elle voit le domaine principal du Maître, le centre du royaume du Roi par excellence. En l'homme, son semblable et son frère, elle respecte et elle aime l'enfant du Père céleste, son second fils après le Verbe éternel, l'héritier de sa gloire et de son bonheur, parce qu'il est le bien-aimé de son cœur. Aussi comme le chrétien est empressé de servir et d'honorer son égal ; il est même capable de se dévouer pour lui à la souffrance et à la mort. Et en cela, non-seulement il ne croit pas s'amoindrir et s'abaisser, il est convaincu, au contraire, qu'il ne pourra jamais être plus grand ni plus glorieux, parce que, dans le pauvre qu'il nourrit de son pain et dont il panse les blessures, au prix de son repos et peut-être au risque de ses jours, dans le pauvre défiguré en qui l'impie a peine à reconnaître un homme, lui voit, honore et sert Jésus-Christ même.

Dès lors, le chrétien n'a pas seulement la paix avec Dieu, il l'a aussi avec les hommes. Qui n'a remarqué et n'a été heureux de subir l'ascendant qu'exercent les personnes vraiment vertueuses ? Les saints sont semblables au soleil, dont la lumière dissipe les ténèbres, dont la chaleur fond la glace, fait germer les plantes et épanouir les fleurs.

Oui, les exemples des saints sont des lumières qui éclairent bien mieux la route de la vie que tous les discours. A leur aspect et au son de leur voix, les cœurs s'attendrissent, les haines s'apaisent, les plus douces affections éclosent et les plus belles pensées fleurissent. Comme ils apparaissent, même sous les formes corporelles les plus ingrates, environnés d'un reflet divin qui leur donne une beauté et une grâce supérieures ! Aussi, comme ils sont vénérés, comme ils sont communément aimés et bénis ! Quand ils sont persécutés, il faut qu'il s'opère en eux un prodige semblable à celui qui s'opéra dans leur Modèle pendant le cours de sa Passion. A cette heure, la Divinité parut avoir abandonné Jésus-Christ ; tous les charmes surnaturels par lesquels il avait exercé un si grand empire sur les foules, s'éclipsèrent ; c'était nécessaire, pour que le Sauveur, devenu plus semblable aux hommes, pût êre méconnu, bafoué, flagellé et crucifié. Ainsi, quand arrive le moment d'être rigoureusement façonnées au moule de la croix, les âmes saintes sont comme délaissées de Dieu, le reflet de leur sainteté s'évanouit, elles ne sont plus que comme des âmes communes, et les desseins de Dieu peuvent s'accomplir en elles par la main des hommes.

En dehors de ces cas, le prestige de la sainteté s'exerce même sur les êtres sans intelligence. On sait qu'Adam convoqua tous les animaux devant lui pour leur imposer le nom qui convenait à chacun. Les grandes âmes reconquièrent en partie cette autorité perdue par le péché. Les anachorètes de l'Egypte vivaient familièrement avec les lions. Saint François d'Assises se faisait écouter des oiseaux et des poissons. Et, sans parler d'une fascination si merveilleuse, qu'on observe avec soin la vie des chrétiens supérieurs, même de notre temps, on remarquera souvent qu'ils possèdent une puissance inconnue des autres hommes.

Mais les saints né sont pas en paix avec Dieu et avec le prochain, sans l'être avec eux-mêmes ; car ils ne pratiquent pas moins la justice envers eux-mêmes qu'envers leur Créateur et leurs semblables. Le respect et l'amour qu'ils portent à Dieu est le principe et la forme du respect et de l'amour dont ils s'environnent au même titre que tous les chrétiens. Qu'on ne croie donc pas que leur parfaite soumission à leur Maître suprême et leur profonde humilité en face de leurs frères soient des indices d'abjection et d'avilissement. En eux-mêmes, et à ne considérer que ce qu'ils ont en propre, ils se regardent, il est vrai, comme des néants ; mais dès qu'ils s'envisagent comme l'œuvre de Dieu, rien ne peut assez exprimer l'estime et la vénération dont ils se croient dignes, car ils voient et admirent en eux-mêmes, aussi bien que dans tous les chrétiens, l'image, la propriété, l'enfant de Dieu, le prix du sang de Jésus-Christ, ses frères et les cohéritiers de sa gloire. Aussi, ne leur proposez rien de bas, de vil et de honteux ; leur cœur se soulève de dégoût, il bondit d'horreur et d'indignation à l'aspect de tout ce qui n'est pas honnête et beau ; mais tout ce qui est bon, noble, élevé a le privilége d'exciter leurs ardeurs et d'enflammer leurs enthousiasmes. Ils sentent qu'ils sont les membres de Jésus-Christ et les temples du Saint-Esprit ; ils sont dès lors en garde, avec une vigilance rigoureuse, contre tout ce qui pourrait les souiller et les déshonorer, et ils font chaque jour de nouveaux efforts pour se rendre plus dignes de l'estime, de l'honneur, de l'amour et de toutes les faveurs divines dont ils sont comblés.

Rien donc de grand et de sublime comme le vrai chrétien ; rien de plus fort, de plus heureux et de plus glorieux que lui.

Ah ! les hommes dont l'intelligence est étouffée par la fumée qui s'élève des passions, dont toute la vie est concentrée dans les basses régions de la chair, ces hommes-là sont indifférents à l'égard de la vérité et de l'erreur, et, s'ils ont des préférences, c'est pour celle qui autorise leurs désordres. Pour l'âme chrétienne, elle n'a que la passion, elle n'est tourmentée que du besoin de la vérité et du bien. En être privée, c'est pour elle un intolérable supplice ; en jouir, c'est la félicité. Aussi, qui dira ses joies ? Car elle ne possède pas seulement la vérité créée ; elle est inondée de la lumière divine, elle possède d'une manière intime la vérité éternelle. Elle ne savoure pas seulement les délices de la nature, elle se rassasie et s'enivre des voluptés que donne la jouissance du bien infini.

Elle a trouvé la paix parce que ses désirs sont apaisés, parce que ses besoins sont satisfaits, parce que les vides de son cœur et de son esprit sont comblés, parce qu'elle est parvenue au lieu de son repos. Elle a trouvé la paix, parce que sa conscience lui rend le témoignage de la justice accomplie, parce que ses inclinations sont rentrées dans l'ordre, parce qu'il n'y a plus de division, de contradiction, de lutte en elle, ou, s'il y en a encore, la Foi et la Charité assurent la victoire de la sainteté et lui donnent les consolations les plus délicieuses de l'Espérance divine.

.Tels sont, en effet, les fruits de la justice : la soumission de la raison à Dieu fait et garantit la soumission de la volonté à la raison.

La soumission de la raison et de la volonté à Dieu produit ensuite la soumission des passions inférieures à l'esprit, et la soumission des besoins corporels à l'âme elle-même.

Le chrétien fidèle a donc vaincu et enchaîné ses cupidités, il a reconquis l'empire de ses penchants, il est maître de lui-même. Si, parfois encore, ses inclinations se manifestent par des mouvements déréglés, il les domine et les apaise en les assujettissant à la vertu, et fait régner en lui une harmonie ravissante et salutaire même pour le corps.

Car les lois morales, qui sont l'expression de la volonté de Dieu, et qu'il s'est appropriées en identifiant avec elles sa volonté et ses penchants, sont admirablement d'accord avec les lois de sa constitution physique. Comment pourrait-il en être autrement, puisque Dieu est à la fois l'auteur de notre vie corporelle et de notre vie morale, et qu'il nous a créés pour que nous devenions des saints? C'est pourquoi, ainsi que nous l'avons dit plus haut, toute violation d'une loi morale est aussi une violation d'une loi corporelle correspondante, et tout péché est un principe de souffrance et de maladie. Par conséquent, la conformité de notre volonté aux lois de la conscience et de l'Evangile assure communément l'harmonie de nos inclinations avec les lois organiques qui doivent les régir.

En voulez-vous une preuve frappante? Etudiez une table de longévité, et, phénomène aussi singulier qu'instructif! ce sont les religieux que vous trouverez au premier rang; les médecins ne tiennent à peu près que le dernier. Ce sont donc les hommes qui font profession de connaître la science de la vie et d'en combattre les maladies qui savent le moins se préserver de la mort et parcourent la moins longue carrière. N'est-ce pas, d'une manière générale du moins, parce qu'ils ne connaissent que les lois physiques de l'organisme, et que, dans leur pratique, ils ne tiennent qu'un compte secondaire des lois supérieures de la morale? Ceux-là, au contraire, vivent le plus longtemps et jouissent d'une meilleure santé, qui, ignorant la médecine, ne font profession que de la vertu et de la sainteté. Ne paraît-il pas, par là, que les sciences médicales n'ont qu'une puissance relative pour prolonger la vie, et que la fidélité aux enseignements de la Religion est le meilleur préservatif contre les infirmités précoces et contre la mort prématurée ?

Mais revenons au premier principe que nous avons établi et développons-le relativement à la santé du corps. Nous l'avons dit, c'est pour s'être séparé de Dieu, le principe de toute vie, et pour avoir levé contre lui l'étendard de la révolte, que le trouble, la division, la lutte se sont introduits dans l'organisme humain et que l'âme se sépare du corps. L'immortalité et l'exemption de toutes souffrances sont des dons faits à l'homme, dès son origine, par la bonté de Dieu. Les maladies et la mort sont les suites du péché.

Eh bien ! nous l'avons vu, le vrai chrétien devient, par la grâce de Dieu et l'énergie de sa bonne volonté, maître de la concupiscence mauvaise, de ses passions inférieures, dont la violence et le dérèglement sont aussi les conséquences du désordre moral, de la rébellion humaine.

Si donc, l'homme parvient à dominer le principe du péché, s'il peut s'affranchir de la tyrannie de ses penchants, se relever de sa chute et reconquérir une partie de ses droits, parce qu'il recouvre une partie de sa justice et de sa sainteté premières, pourquoi, du même coup et par une déduction logique et naturelle des mêmes principes, n'échapperait-il pas à une partie des maux qui tourmentent le pêcheur, et ne reviendrait-il pas un peu à la parfaite santé dont jouissait le premier homme ? Sans doute, il ne faut pas forcer ce raisonnement. Mais n'est-il pas incontestablement fondé dans les termes où nous le produisons et dans la limite de la restauration humaine ; car la Rédemption est bien loin de nous avoir rendu tous les priviléges départis au premier homme ; il faut que tous nous subissions encore, en partie du moins, les conséquences de la première chute. Ainsi voyons-nous que le Sauveur et sa Mère, bien qu'exempts de tout péché, ont souffert et sont morts. Il paraît par là que la mort est le châtiment nécessaire de la faute originelle ; la séparation de l'âme d'avec le corps est l'expiation légitime de la séparation de l'âme d'avec Dieu.

Toutefois, les saints Livres ne disent pas que Jésus et Marie aient été atteints de ces infirmités et de ces maladies qui semblent se multiplier sans fin à mesure que la malice se répand. Les Docteurs de l'Eglise pensent, au contraire, que Notre-Seigneur s'en est préservé, bien qu'il fût venu pour porter toutes nos langueurs. N'a-t-il pas voulu nous enseigner par là que tous ces maux hideux et cruels découlent accidentellement de nos désordres personnels et en sont la juste punition, et que nous les éviterions comme lui si nous savions participer à sa justice et à sa sainteté ?

La vie des Saints est loin de fournir un témoignage contraire à ce sentiment. Car, si beaucoup ont vécu dans les infirmités, la cause en a pu être dans

leur origine, dans diverses circonstances, et surtout
dans les vues particulières de Dieu à leur égard. Mais,
du reste, quelle vigueur n'ont-ils pas montrée dans
leurs souffrances! A quelle vieillesse ne sont pas arrivés nombre d'entr'eux, malgré des maux qui auraient
dû abréger de beaucoup leurs jours! N'auraient-ils
pas, surtout, succombé bien plus tôt s'ils avaient été
sous l'empire du vice comme sous l'empire de la
vertu?

D'ailleurs, à côté de ces âmes éprouvées, voyez la
multitude de ceux qui ont joui d'une forte santé et
d'une verte vieillesse; comparez-les à la foule des
impies et des voluptueux que la mort moissonne avant
l'âge, et vous avouerez qu'il y a dans la Religion un
principe incontestable de longévité qui n'existe pas
ailleurs.

CHAPITRE II.

Des secours de la Religion dans les maladies incurables.

L'homme est condamné à souffrir. Il peut bien, grâce
à une bonne constitution et à la pratique suivie des
lois de l'hygiène et de la sagesse, jouir d'une floris-
sante santé jusqu'aux années les plus reculées de la
vieillesse. Mais les meilleures constitutions finissent,
malgré tous les soins, par s'ébranler et menacer ruine.

Les infirmités sont alors d'autant plus insupportables qu'on les avait moins connues durant une longue vie. D'ailleurs, combien viennent à la lumière avec une organisation vicieuse et, durant vingt et quarante ans, ne passent pas une journée qui ne soit tissée de douleurs ! Combien qui usent, par les excès, les santés les plus robustes et sont, avant leur trentième année, affligés de souffrances qu'ignorent toujours les hommes vertueux ! Et puis combien d'accidents inopinés blessent ou même détruisent nos organes et nos membres les plus précieux et nous plongent dans des peines sans remède et sans soulagement ! De là, que de difformités irréductibles ! Que d'affaiblissements irréparables ! Que d'infirmités et de maux incurables !

Mais que sont les douleurs corporelles en comparaison des souffrances morales? Ici, près d'un enfant mourant, c'est une mère livrée à d'horribles angoisses ; là, c'est une femme au désespoir sur la tombe fraîche d'un mari adoré. Ailleurs, c'est un infortuné plus accablé encore de l'abandon des siens que de l'affreuse maladie qui le rend méconnaissable à ses amis et comme étranger à sa famille. N'est-ce pas partout le ver rongeur des déceptions, des remords, des incertitudes, des mépris, des calomnies, des infidélités, des trahisons, des revers de fortune, des tristesses inexprimables? Et ces douleurs cruelles atteignent l'âme dans ce qu'elle a de plus intime et de plus sensible ; elles l'étreignent et la broient sans que rien d'humain puisse la soutenir ou la soulager.

La science, en effet, est là sans pouvoir. Les plus tendres et les plus douces consolations de l'amitié sont fades. Le cœur peut être tellement brisé et désenchanté que tout ce qu'il y a de meilleur ici-bas est insipide, et que la vie elle-même devient une charge intolérable. C'est que l'âme, ô mystère ! se sent d'autant plus grandir au-dessus de ce bas-monde qu'elle est plus anéantie par la douleur, et elle ne se laisse abattre un instant que pour se relever souvent avec plus de fierté. Parfois aussi, parvenue à ce sommet de l'épreuve, elle frissonne au souffle avant-coureur du blasphème et de la révolte qui menacent d'éclater; elle est comme penchée sur l'abîme du désespoir entr'ouvert sous ses pieds. Malheur à elle, si elle est abandonnée à sa faiblesse ! Mais non, âme découragée, tu n'es point sans appui. Ne vois-tu pas la Religion qui te tend les bras, et pour la terre qui t'échappe, t'ouvre le ciel ?

Sans nul doute, la Religion exerce sur le corps lui-même une influence incontestable : toutefois, elle n'agit le plus souvent sur lui qu'indirectement et par l'entremise de l'âme. Mais c'est l'âme elle-même qu'elle saisit, domine et transforme avec une puissance vraiment merveilleuse. Là, point d'intermédiaire qui affaiblisse son action, point d'obstacle qui la paralyse, excepté celui que la liberté humaine elle-même peut lui opposer. La Religion est là sur son propre terrain; c'est le domaine où elle déploie toute sa vertu.

Et, en effet, ce qui fait parfois le plus souffrir, c'est le mystère même de la souffrance. Or, la Religion jette sur ce redoutable mystère les plus admirables clartés. « O homme! dit-elle, la douleur t'étonne et t'indigne ; ignores-tu donc qu'elle est une conséquence naturelle de l'imperfection et la part inévitable de toute créature? Dieu seul ne peut souffrir, parce que seul il est éternel et infini.

Toutefois, la bonté du Créateur qui t'a donné l'être a voulu aussi te donner le bien-être. Mais il a voulu que la conservation de cette faveur dépendît de ta libre fidélité afin que ton bonheur fût tout à la fois et le fruit de son amour et le fruit de ton mérite.

Hélas ! comme la malice humaine a renversé ces premiers plans conçus dans le cœur même de Dieu ! Nos premiers parents, en qui nous étions tous comme dans notre source commune, n'ont pas su rester justes ; ils se sont révoltés contre leur Auteur et ont violé ses droits pour se donner une satisfaction illégitime.

Du même coup, comme conséquence et comme châtiment de leur crime, ils ont perdu les priviléges surnaturels qui découlaient de l'amour de Dieu et de leur union avec lui, et, tombant par leur faute dans les conditions de la nature pure et simple, ils ont été exposés tout particulièrement par suite de leur rébellion, aux traits acérés et inévitables de la souffrance.

Qui donc peut équitablement se plaindre de la douleur, inhérente ainsi à la condition humaine sous un double rapport? L'homme n'a pas voulu obéir à son Maître souverain ; n'est-il pas juste qu'il perde son commandement et passe quelquefois sous la domination tyrannique de ses inférieurs? Il a voulu jouir du plaisir contre le droit, n'est-il pas selon le droit qu'il souffre une peine proportionnée?

Mais on dit : « Ce n'est pas nous qui avons commis le crime, pourquoi donc en subissons-nous le châtiment? » Ce n'est pas nous personnellement qui sommes coupables, soit ; mais n'est-ce pas cette nature même qui est la nôtre et qui nous fait hommes : Incontestablement. Il y a deux parts à considérer dans la faute et dans le châtiment du premier homme, la part de la personne et la part de la nature. La faute originelle a été personnelle à Adam qui en a personnellement porté la peine dans les humiliations et les maux qu'il a lui-même soufferts. Elle a été commise par lui dans la nature humaine tout entière qui était concentrée et qui en a été punie en lui par la déchéance dans laquelle elle est tombée, et par l'état de dégradation dans lequel elle est restée.

Adam a donc subi la rigueur du châtiment tout entier. Mais, tandis que le châtiment personnel s'est terminé au jour où le premier il est entré dans la gloire, le châtiment infligé à la nature s'est étendu avec elle juste aussi loin qu'elle s'est propagée. Car Dieu a maudit toute la nature humaine dans le premier homme coupable, et il l'a laissée sous le coup de cette malédiction dans toutes les personnes qui en ont reçu communication, moins toutefois la sainte Vierge. Devait-il lui rendre les immunités surnaturelles qu'il lui avait accordées par faveur comme privilége de la sainteté qu'elle n'a plus? Personne ne le prouvera. Qui donc, encore une fois, peut raisonnablement se plaindre des misères inséparables de la condition présente? Si nous souffrons, c'est chose *naturelle*, c'est justice ; il serait plutôt impossible que nous ne souffrions pas.

On réplique : « Nous souffrons et d'autres jouissent. » Ames impatientes, écoutez une comparaison : vous êtes tourmentées dans vos membres inférieurs, tandis que vous éprouvez du plaisir dans vos membres supérieurs ; vos membres endoloris seront-ils jaloux du bien-être de ceux qui sont en santé? Eh! c'est ici dans l'humanité tout entière la même loi qui s'accomplit. Il est impossible que tous les membres échappent à la douleur ; ceux qui souffrent seront toujours trop nombreux. Ne soyons donc pas jaloux, nous sommes tous du même sang et de la même chair ; si quelques-uns d'entre nous ont à boire un calice un peu moins amer, et si le nôtre nous fait soulever le cœur bien fort, sachons accepter avec soumission et courage la part que la Providence nous a faite.

Mais nous raisonnons là comme des enfants. Que sont les souffrances de cette vie, au regard de celles que méritent nos péchés? C'est ici que nous allons bénir la miséricorde, la justice et la sagesse infinies de Dieu, qui a su unir les choses les plus opposées à nos yeux et tirer le plus grand bien du plus grand mal.

En effet, le péché reçoit de la majesté infinie de Dieu qu'il attaque, un certain caractère de malice infinie; il ne peut donc être équilibré, dans la balance de la justice, que par une expiation d'une valeur infinie. Mais la souffrance de toute créature est nécessairement limitée sous tous les rapports, à moins toutefois qu'elle ne soit infinie par sa durée.

Ainsi, il fallait que la justice demeurât boîteuse ou que l'homme fût condamné à des tourments éternels. Mais cela ne pouvait convenir à Dieu. Sa sagesse ineffable a su trouver le moyen de réconcilier la miséricorde et la justice en leur donnant à l'une et à l'autre une satisfaction complète.

« Me voici, ò mon Dieu ! s'est écrié son Fils, me voici à la place de l'homme que vous voulez épargner, à la place des victimes qu'il vous immole et qui ne peuvent vous plaire, me voici afin de faire votre volonté, qui est de sauver tout à la fois l'homme et les droits de votre Nom. » Et Dieu a tant aimé le monde, qu'il a agréé cette offre de substitution et lui a donné son Fils unique. Et le Verbe s'est fait chair pour prendre l'apparence du péché et pour en subir le châtiment.

« Nous étions tous égarés comme des brebis sans pasteur, s'écrie le prophète Isaïe ; chacun s'en allait au gré de ses désirs, et le Seigneur l'a chargé de toutes nos iniquités. Il a vraiment porté lui-même nos langueurs et nos douleurs ; il a été lui-même blessé à cause de nos iniquités, broyé à cause de nos crimes ; les conditions de notre paix sont écrites dans sa chair, car nous avons été guéris par ses meurtrissures. »

Le Rédempteur a souffert, en effet, dans son corps et dans son âme, tous les genres de douleurs humaines, le supplice de la faim et de la soif, des veilles et des fatigues prolongées, de la nudité et de la flagellation, des soufflets et des crachats, des calomnies et des dérisions, du couronnement d'épines et du crucifiement.

Son cœur a été brisé par la trahison de Judas, par le reniement de saint Pierre, par l'abandon de tous ses disciples, par la vue de sa mère en larmes ; son âme a été accablée de tristesse jusqu'à la mort, et les angoisses dans lesquelles elle a été pressée, ont exprimé de son corps des ruisseaux d'eau et de sang.

Il a bu à longs traits tout ce qu'il y a de plus amer et de plus répugnant dans la douleur. Plein d'ardeur d'abord pour se plonger dans cet horrible baptême de souffrances et d'ignominies, il s'est senti comme anéanti, sans soutien et sans allègement, lorsqu'il a fallu y entrer. Qui saura les tourments de son inexprimable abattement ? Aussi, a-t-il pu dire en expirant : « Tout est consommé, » c'est-à-dire : « Il n'est pas possible de rien souffrir de plus pour les hommes. »

Victime et pontife d'une dignité infinie, il a payé deux fois à son Père la solde de nos crimes ; une fois pour nous affranchir de sa juste colère, et une fois pour nous mériter le bonheur infini du Ciel.

Cependant, un seul acte méritoire eût suffi de sa part à payer notre rançon; pourquoi a-t-il voulu épuiser le calice des amertumes? Le voici :

Victime d'expiation, il a voulu endurer tout ce que

nous aurions souffert en enfer par l'expiation de tous nos péchés ;

Pontife de la nouvelle alliance, il a voulu faire l'expérience de nos infirmités, afin d'y pouvoir compatir ;

Juge de tous les hommes, il a dû connaître par lui-même toutes nos souffrances, afin d'apprécier nos combats et nos mérites ;

Premier-né d'entre les morts et type des enfants de Dieu, il a voulu, quand il eût pu vivre dans le plaisir, nous donner à tous l'exemple de la soumission et de la patience dans les plus horribles épreuves, afin de nous apprendre avec éloquence que la souffrance est l'unique voie du Ciel, et de nous ôter tout motif de plaintes et de découragement dans nos afflictions.

Eh bien ! quelle âme, instruite de ces vérités sublimes, ne sent pas son fardeau s'alléger, ses amertumes s'adoucir, ses forces grandir, sa patience se soutenir avec facilité et produire déjà dans son cœur des gages d'espérance ?

Oh ! non, ce n'est pas le chrétien, méditant la passion de son Sauveur, qui murmurera, se désolera et blasphémera dans ses douleurs. — Pour peu qu'il soit vraiment éclairé des lumières de la foi, il sait toujours se soumettre aux jugements de Dieu et dire au moins : « Que votre volonté soit faite. » Mais qu'une pratique exacte des devoirs religieux et une fidèle correspondance à la grâce aient développé en lui la délicatesse de la conscience, l'amour de la justice et de la sainteté, quelle n'est pas alors sa force, sa grandeur dans la luite contre les assauts de la souffrance ! « Eh quoi ! se dit-il, j'ai mérité l'enfer, et mon juge n'exige de moi qu'un peu de patience pendant quelques années ! Que son Nom soit béni ! »

Mais il est écrit, du reste : « Ainsi, a-t-il fallu que le Christ souffrît et qu'il entrât par là dans sa gloire. » Combien ne serait-ce pas folie que de prétendre au Ciel par le chemin des plaisirs !... Mon Chef et Modèle s'est laissé couronner d'épines, et je voudrais être son disciple en me couronnant de roses ?.... »

« Voix du mensonge, retirez-vous ! Il a souffert pour toi, me dites-vous ; donc, il n'est plus nécessaire que tu souffres pour mériter le ciel. Est-ce là, mon Dieu, l'ordre établi de votre sagesse ? Oh ! non, vous avez souffert pour suppléer ce qui manquait à la valeur de nos souffrances personnelles, et nous arracher ainsi à la rigueur et à l'éternité des supplices que nous avons mérités. Mais vous n'avez point souffert pour nous dispenser de fournir la part de pénitence dont, par votre grâce, nous sommes capables. Votre amour vous a fait semblable à nous, afin de pouvoir prendre part à nos misères et de nous apporter le secours de votre grandeur et de votre puissance, et vous voulez que de notre côté nous devenions aussi semblables à vous par notre résignation et notre patience dans les tribulations, et que nous unissions nos peines aux douleurs et aux humiliations de votre passion, afin que nous puissions jouir avec vous de la gloire et du bonheur du Ciel. »

Et, en effet, ces souffrances qui, dans leur plus grande intensité, ne sont pourtant que des rafraîchissements, au regard des tourments des damnés, ces souffrances, toujours légères pour les peines qui sont dues à nos fautes, « opèrent en nous, selon la parole de l'Apôtre, un poids éternel d'une gloire qui s'élève au-dessus de toute mesure. Car l'Esprit-Saint atteste à notre esprit que nous sommes les enfants de Dieu ; mais si nous sommes enfants et héritiers, nous sommes les héritiers de Dieu et les cohéritiers de Jésus-Christ, si toutefois nous souffrons avec lui afin d'être glorifiés avec lui. J'estime, en effet, continue saint Paul, qu'il n'y a point de proportion entre les tribulations de ce temps et la gloire future qui éclatera en nous. »

Qu'elles sont élevées au-dessus de l'humanité, les âmes qu'anime cet esprit, que soutiennent ces espérances !

Ce n'est pas, hélas ! que la nature n'ait plus de défaillance sous l'aiguillon parfois si acéré de la douleur, et que le découragement ne tente d'envahir les cœurs, même les plus magnanimes.

Cependant il ne pénètre jamais que dans les plus basses régions de l'âme, à moins toutefois que celle-ci ne cesse de recourir aux sources intarissables de la force et des consolations chrétiennes. Mais que par la pensée elle fasse une station au milieu des flammes éternelles, qu'elle plonge son regard au sein des joies infinies du Ciel, qu'elle s'agenouille de nouveau sur le Calvaire, aux pieds de la Croix, qu'elle crie vers Celui qui ne délaisse jamais que l'infidèle, et aussitôt elle sent son courage renaître ; la douleur, d'ailleurs, s'émousse et la patience reprend l'empire de son cœur ; elle se laisse dès lors travailler tranquillement par la souffrance qui consume en elle ce qu'il y a de mortel et de corruptible, afin que la grâce divine a revête des biens impérissables de l'éternité.

Par la répétition de cet exercice et par l'action surnaturelle de Dieu, le chrétien arrive à goûter une paix imperturbable au milieu des épreuves les plus difficiles. Et qu'est-ce qui pourrait, en effet, troubler sa sérénité, puisqu'il se repose en son Dieu ? Si ce Maître lui suscite des persécutions, il s'en console par la pensée de souffrir pour la justice ; tourmenté par la maladie, frappé par des revers de fortune, humilié par la calomnie, les outrages et l'abandon de ses anciens amis, il bénit le Seigneur de n'avoir plus que lui seul pour refuge et pour consolation, et il se réjouit de pouvoir le glorifier par la pauvreté, l'ignominie et toutes les croix. « Je surabonde de joie dans mes tribulations, s'écrie saint Paul. » « Encore davantage, toujours davantage, répète saint François Xavier, à la vue anticipée des persécutions qui l'attendent au Japon, pour la gloire de son Dieu. « Ou souffrir, ou mourir, » redit Thérèse, dans l'enthousiasme de son amour : « Non, réplique Madeleine de Pazzi, il faut toujours souffrir et ne jamais mourir. »

O folie de la croix ! Comme elle met de l'attrait dans ce qu'il y a de plus répugnant ! Comme elle change en délices ce qu'il y a de plus horrible !

Et qu'on ne dise pas que sa puissance est passée ; sa puissance ne s'impose pas de force à qui la repousse, mais elle opère toujours les mêmes prodiges dans ceux qui l'acceptent. Voici un exemple qui, pour n'être pas aussi brillant que les précédents, n'en est pas moins inexplicable selon la nature :

Nous visitions un jour une malade qui, après avoir vécu dans l'aisance, se trouvait presque tombée dans l'indigence, et était, depuis dix ans, tourmentée de cruelles douleurs. « Vous souffrez bien, lui dîmes-nous ? » — « Oh ! Monsieur l'abbé, pas autant peut-être que j'en ai besoin. » — « Comment donc ? Ne désireriez-vous pas quelque soulagement ? » — « Je ne désire que ce que le bon Dieu veut. » « C'est très-bien, bonne dame ; or, précisément, le bon Dieu peut vouloir que vous lui demandiez votre guérison. Allons, il faut nous mettre tous à le prier beaucoup pour cela. » — Monsieur l'abbé, répliqua-t-elle d'un air suppliant, priez seulement pour que sa volonté se fasse en sa servante. » Telle fut une partie de notre conversation ; nous la quittâmes, convaincu que, pour souffrir et mourir dans la volonté de son Dieu, elle eût gaiement refusé, avec la santé et la vie, une couronne de reine.

Quelle merveilleuse puissance donc que celle qui transforme aiosi l'âme humaine et la douleur jusqu'à les réconcilier et à les unir sans résistance, et même parfois dans un certain plaisir supérieur ! Et ce prodige se renouvelle et se multiplie toutes les fois que les hommes n'y mettent pas obstacle par leur liberté. Notre siècle lui-même ne manque pas plus que les autres de ces héros de la patience. Comment, sans cela, subsisterait-il? Et ces héros de patience, il arrive souvent qu'ils n'ont été arrachés que depuis peu de temps par la Religion à la fange du sensualisme le plus avilissant. Mis aux prises avec la souffrance presque au sortir des eaux de la pénitence, ils s'étonnent que la, douleur n'ait plus ces pointes aiguës qu'ils lui connaissaient, que son calice n'ait plus ces affreuses amertumes qu'ils envisageaient de loin avec tant de répugnance; ils sont surpris de pouvoir en épuiser la lie sans que leur cœur se soulève, d'être résignés sans effort, comme ils n'avaient jamais pensé qu'il fût possible de l'être. Ah! c'est que la Religion, en adoucissant la rude main de la souffrance, donne aussi aux âmes une lumière divine qui change véritablement le sens des mots et des événements, un amour purifié qui n'est pas moins insensible aux traits de la douleur qu'aux charmes de la volupté, une élévation et une trempe de courage qui défie les plus violentes tempêtes.

CHAPITRE III.

Des consolations de la Religion en face de la mort.

Toute seconde écoulée est une brèche faite à la somme de nos jours; c'est un pas vers un terme; où donc allons-nous? Toute souffrance produit plus ou moins une usure dans l'organisme humain ; combien de temps y résisterons-nous? Ainsi nous sommes emportés vers la mort par le cours rapide des années et par un cortége de douleurs variées ou uniformes, mais toujours bien pesantes.

La mort ! L'impie qui a perdu, par l'abus qu'il en a fait, le goût de tous les biens de ce monde, s'y précipite parfois, tête baissée, comme dans le néant qui va le délivrer du souci et du poids de l'existence, devenue insupportable. On entend aussi les Saints, violemment épris du désir de voir Celui qu'ils aiment, s'écrier avec saint Paul : « Je voudrais me dissoudre, afin d'habiter avec Jésus-Christ. »

Mais combien sont rares, à ces deux extrémités du monde intellectuel et moral, les fous de l'incrédulité et les fous de la croix ! Le plus grand nombre des hommes, soumis aux lois communes de la nature, n'appellent la mort que de loin et frémissent d'horreur à son approche, même au milieu des plus cruelles épreuves.

Ah ! la mort ! est-ce qu'il pourrait y avoir rien de plus affreux aux yeux de l'homme qui se sent fait pour l'immortalité ? Car la mort, c'est une séparation violente de tout ce qui nous est cher ; c'est le dépouillement déchirant de tout ce que nous aimons ; c'est l'anéantissement de cette existence temporelle en laquelle est toute notre vie actuelle. A cette idée, la nature frémit d'horreur. Et cependant, plus redoutables encore sont les suites de la mort. Croyant ou incrédule, il est impossible d'envisager son lendemain avec indifférence et sans épouvante.

Le matérialisme a beau dire : « Tout finit avec la vie; » il ne parvient pas même à se faire illusion à lui-même : il a conscience de doutes formidables et d'une ignorance qui n'est pas plus rassurante. Quel effroi secret, bon gré mal gré, assiège le fond de son âme ! Rien n'en prouve mieux le tourment que les efforts qu'il fait pour s'étourdir et ne pas penser à l'affreuse incertitude de son avenir. S'il maudit le prêtre avec rage, c'est parce que le prêtre lui en rappelle la douloureuse pensée. Bien loin d'être assuré qu'il n'y a pas là, sous ses pieds, un abîme effroyable ouvert pour l'engloutir, il craint d'en trouver la preuve et de s'en convaincre ; dans son aveuglement, il tient à s'y précipiter sans y penser, plutôt que d'en sonder les profondeurs, afin de tâcher de les éviter.

Pour le spiritualiste, surtout pour le chrétien qui croit au jugement comme à la mort, les plus profondes et les plus salutaires terreurs remplissent et pressent son cœur en face de la justice et de la sainteté infinies du Dieu vivant, devant lequel il ira comparaître un jour avec un vêtement de souillures et d'iniquités plus ou moins lourd. C'est saint Jérôme s'imaginant toujours entendre résonner sur sa tête la formidable trompette du jugement; c'est le Prophète-Roi et tout homme sage s'écriant avec lui : « A la vue de mes péchés et de la sévérité de vos justices, ô Dieu ! mon œil s'est troublé, mon cœur a été bouleversé, mes os ont été ébranlés et se sont desséchés. »

Voilà donc la mort et son redoutable lendemain qui tourmentent inévitablement tous les hommes qui ne sont pas fous et qui ne veulent pas l'être.

Mais la folie, bien loin de remédier à rien, est un poison qui étourdit ses victimes et les livre sans défense aux tourments inéluctables qui les attendent. Où est donc le médecin, où sont donc les remèdes contre les terreurs de la mort et de ses suites? Dans la Religion, et dans la Religion seule, qui exerce encore là, avec une puisssance souveraine, l'art difficile de changer les tristesses en joies, les châtiments et les humiliations en mérites et en gloire, les incertitudes douloureuses en espérances consolantes, et la mort du temps en la vie éternelle.

Et, en effet, l'homme, en dehors de la Religion, croit tout perdre par la mort; il ne peut plus attendre aucun bien et il peut redouter tous les maux pour la durée qui la suit. Quelle horrible perspective!

Mais ouvrez-lui les portes de la Religion, c'est-à-dire reliez-le à Dieu, dont il a été détaché par le péché ; reliez-le à Dieu par la Rédemption chrétienne et par la pratique de ses enseignements, tout se transforme pour lui : le chaos du mal en l'ordre du bien, les ténèbres en lumières, les menaces terribles de la justice divine en promesses magnifiques d'une miséricorde infinie. La mort n'est plus une vengeance du courroux céleste, elle devient un des meilleurs instruments de notre perfection et de notre glorification. « La mort a été anéantie dans sa victoire, s'écrie l'Apôtre, après le prophète Osée. O mort! où est ta victoire? O mort! où est ton aiguillon? »

Et qui a accompli ce prodige?

Ecoutons encore l'Apôtre : « Grâces soient rendues à Dieu, qui nous a donné la victoire par Notre-Seigneur Jésus-Christ. C'est pourquoi, mes frères bien-aimés, soyez fermes et immobiles, riches toujours en œuvres du Seigneur, et assurés que votre travail n'est point vain devant le Maître. »

Ah! sans doute, la mort n'est point encore devenue le mets délicieux de la nature, qui la repousse toujours dans un saisissement de terreur accablante. Car, encore une fois, la nature n'a pas été constituée pour se dissoudre; son horreur du néant et ses ardeurs pour l'immortalité en sont la preuve irrécusable.

Mais il n'y a pas que la nature humaine dans le chrétien, en qui, selon un Père de l'Eglise, se trouvent unis un corps, une âme et le Saint-Esprit. C'est pourquoi, tandis que, d'une part, nous n'envisageons la mort qu'avec une vive répugnance, nous lui tendons la main de l'autre et nous la saluons comme une amie.

Ah! c'est qu'aux lumières de la foi elle n'est plus ce qu'elle apparaît aux yeux de la raison. Nous savons, de science divine, qu'en se l'unissant douloureusement sur la croix, le Sauveur en a exprimé et épuisé tout le venin et même une bonne part de ce qu'elle referme d'amer et de révoltant ; il n'y a laissé que ce qu'elle contient de salutaire et de méritoire pour nous. Et ainsi, répétons-le, la mort n'est plus pour nous, chrétiens, une destruction affreuse, un châtiment impitoyable ; c'est un acte de justice et une expiation pleine de miséricorde.

Sans doute, elle est douloureuse cette séparation violente de nos parents, de nos amis et de tous nos biens; elle est cruelle cette division de nous-mêmes qui s'appelle si tristement la mort; mais cette division et ce dépouillement ne nous sont-ils pas nécessaires pour expier notre attachement excessif à nos plaisirs et aux biens de la terre? Nous serions profondément humiliés et tourmentés de notre bonheur même et de notre gloire, si nous n'en étions pas dignes, si nous n'avions pas acquitté toutes nos dettes envers la justice divine. Non, si nos fautes nous rendaient encore débiteurs de travail et de souffrances, il ne nous serait pas même possible d'arriver à notre terme et d'en goûter les plaisirs et le repos. Et s'il se pouvait qu'au milieu des clartés sans nuage de la vérité éternelle, la miséricorde divine les oubliât trop facilement, avant que nous les ayons lavées et effacées par nos larmes et par les sueurs de la pénitence, et que la bonté infinie voulût nous combler de son bonheur et de sa gloire, malgré notre indignité, cette indulgence serait pour nous un supplice plus insupportable que celui que méritent nos crimes. La Religion nous fait donc voir

dans la mort et dans ses amertumes un acte de justice
infiniment adouci par la miséricorde, et, tout à la fois,
un acte de miséricorde infiniment élevé par la justice.

Aux yeux du chrétien, la mort, c'est le solde de l'a-
mour désordonné de soi-même et des créatures ; c'est
le creuset dans lequel il se dépouille de toute impureté,
pour être capable de contempler dans sa splendeur la
beauté infinie. C'est donc, en un sens, l'accomplissement d'un des vœux les plus profonds de son cœur.
« Car, dit saint Paul, nous qui gémissons dans cette
habitation de chair dont le poids nous accable, nous
ne voulons pas être dépouillés, mais, plutôt, nous voulons être revêtus, en outre, de cette habitation éternelle du Ciel qui n'a point été faite de main d'homme,
et que ce qui est mortel en nous soit absorbé par la
vie même. Celui qui nous a créés pour cette haute des-
tinée, Dieu lui-même nous en a donné le gage dans
son Esprit. »

« C'est pourquoi, sachant que nous sommes des
voyageurs exilés loin du Seigneur, tant que nous sommes dans notre corps, nous nous sentons enflammés
de confiance et d'ardeur, et le plus vif de nos désirs,
c'est de nous séparer de notre corps pour aller
jouir de la présence de notre Maître. »

O bienheureux moment ! Le chrétien qui termine
son pèlerinage ici-bas, sort, en effet, des ombres des
mystères et des figures pour entrer dans les clartés
ineffables de la vérité absolue ; il passe de la société
tourmentée des créatures dans la société tranquille de

son Créateur ; il échange une vie fragile et languissante contre une vie active et impérissable ; une existence pleine d'imperfections, contre une existence glorieuse.

Au Ciel, plus de ténèbres pour les corps ni pour les intelligences ; le Verbe divin, qui est la lumière de Dieu, pénètre et inonde tous les élus de ses ravissantes clartés ;

Plus d'oubli du passé, ni d'incertitudes pour l'avenir, mais la vision claire d'un présent qui embrasse en lui tout ce qui a été et tout ce qui sera ;

Plus d'indifférence engourdissante ni de haines glaciales, mais l'amour vivifiant de tous les biens réunis dans le bien souverain ;

Plus de tristesses ni d'inquiétudes, plus de larmes ni de deuil, mais les sourires de la joie la plus pleine et les tressaillements de l'allégresse la plus vive ;

Plus de pauvreté ni de privations, mais la paisible jouissance de toutes les richesses ;

Plus de maladies ni de douleurs, mais une santé et une jeunesse éternelles ;

Plus de désirs sans satisfaction , ni de satisfaction sans désirs ;

Plus d'ennuis ni de dégoûts, mais une satiété merveilleuse, aiguillonnée d'un appétit insatiable dans l'ivresse de délices toujours anciennes et toujours nouvelles ;

Plus de troubles ni de combats, mais les palmes glorieuses de la victoire et les chants enthousiastes du triomphe, une paix assurée et ineffable dans toute l'activité de nos facultés perfectionnées par la possession définitive des biens après lesquels elles soupirent ;

Plus d'humiliations ni d'obscurités, plus de peines ni de misères, mais une gloire sans nuage et un bonheur sans fin.

Comment donc le chrétien pourrait-il redouter la mort? Ne doit-il pas plutôt l'appeler de ses vœux les plus ardents, comme le terme de tous ses maux et comme le commencement de sa félicité? Nous savons, en effet, le cri universel des Saints : « Je brûle de mourir et d'habiter avec Jésus-Christ ! »

C'est ici que triomphe la puissance divine de la Religion. Car, plus l'homme s'est soustrait à son influence, plus, en lui, a dominé et domine encore la nature ; plus la mort lui fait horreur, car la mort est surtout le mal de la nature. Au contraire, l'homme s'est-il laissé transformer docilement par la grâce divine, a-t-il vécu abondamment de l'élément surnaturel, la mort lui paraît douce et désirable. Oh ! non, ce n'est pas la mort que redoute le vrai chrétien, c'est le terrible jugement de Dieu qui lui fait effroi. Il ne doute point assurément de la vérité de la rédemption des hommes par Jésus-Christ, ni de la fidélité avec laquelle Dieu lui en communique les fruits selon ses promesses ; mais il se demande : « Comment ai-je mis à profit les mérites de mon Sauveur? Comment ai-je correspondu à ses grâces? Comment ai-je fait sa volonté? Comment l'ai-je servi en travaillant à sa gloire? » Et qui donc pourrait être sans crainte quand les Saints ont tremblé parfois eux-mêmes en pensant à leur indignité et à la sévérité du jugement de Dieu? Toutefois, si le chrétien a vraiment vécu de la vie de l'Evangile, son trouble n'est que superficiel et passager, il n'agite que la surface de son âme ; une paix intime règne dans ses profondeurs, et l'athlète de la foi reçoit de l'Esprit divin le témoignage qu'il est enfant de Dieu, et qu'il doit aller à son Père avec amour et confiance, et il sent son courage se relever au souffle puissant d'une espérance certaine. N'allons pas croire, cependant, qu'il compte sur ses mérites pour affronter le jugement de Dieu ; il aime, au contraire, à s'abîmer dans le vif sentiment de son néant, multiplié même par la grandeur et par le nombre de ses péchés ; mais, en retour, il se défend contre son indignité, en se jetant avec une confiance sans bornes dans les bras de la miséricorde infiniment compatissante de son Dieu, et il s'avance avec assurance vers le tribunal de Celui qui n'a pas dédaigné de mourir pour son salut et de se donner à lui en nourriture comme gage d'amitié et d'immortalité. Et le Seigneur, qui se complaît dans les humbles, l'inonde de ses faveurs et multiplie en lui la joie et la paix, pour lui donner un avant-goût du bonheur inénarrable dont il va jouir pleinement.

Qu'on se garde de confondre cette douce tranquillité du chrétien éclairé de la foi, soutenu de l'espérance et vivant de la charité, avec le morne hébêtement de l'impie à cette heure suprême. Parfois, des hommes à l'orgueil stupide essaient de transformer leur chambre mortuaire en théâtre, où ils se produisent en héros de fermeté et de constance dans l'incrédulité. C'est le dernier triomphe qu'ambitionne leur vanité, non moins criminelle qu'insensée.

Mais leur calme est tout factice et tout extérieur ; leur orgueil impie n'achète la victoire qu'au prix d'une lutte intérieure, d'autant plus douloureuse qu'elle est plus concentrée. En face du courroux de la justice divine qui gronde sur leurs têtes, ils sont contraints de demander leur consolation à ce qui fait le désespoir de la nature humaine, au néant lui-même, qui devient la condition la moins affreuse de leur avenir.

Toutefois, ne l'oublions pas, il n'est plus possible d'en douter ; l'homme qui reçoit avec la grâce divine le pouvoir de s'élever au-dessus de lui-même, de devenir ange et enfant de Dieu, le même homme peut aussi, par l'abus de la grâce, de sa raison, de son cœur et de ses sens, se ravaler au-dessous de lui-même, et jusqu'au-dessous de la bête. La démoralisation et l'abrutissement complets sont toujours des phénomènes monstrueux, mais ils ne sont plus rares.

Ils se trompent grossièrement par conséquent ceux qui rêvent le bonheur de l'homme animal, affranchi de la domination de l'esprit, de la direction de la conscience, des règles de la morale et des lois de la Religion. Car, dans sa chute et dans sa dégradation, l'homme se précipite toujours, sans s'arrèter jamais et

sans presque trouver de fond à l'abîme de l'avilissement. Il hait Dieu d'abord, puis il hait son âme ; il en
vient peu à peu à se haïr tout entier avec fureur, jusqu'à perdre le sentiment naturel de la conservation, et
à se complaire dans le mal et dans le néant, comme
tels. Faut-il s'étonner qu'il soit insensible aux hor-
reurs de la mort et des menaces de la justice éternelle?
L'âme, la raison, le cœur, la conscience, le sentiment
du bien et du mal, tout ce qu'il y avait en lui de supérieur à la bête, l'instinct même qui détourne celle-ci
de l'abîme, tout a sombré dans un déplorable naufrage ; il ne reste plus, pour ainsi dire en lui que de
la matière organisée : quelle pensée salutaire, quel
bon mouvement pouvez-vous en attendre? L'espérance
même a été moissonnée avant d'avoir fleuri. C'est désormais un aveugle que toutes les lumières les plus
vives ne peuvent éclairer ; c'est un rocher de granit
incapable de recevoir aucune impression ; il porte sur
le front, dès cette vie, le signe de la réprobation éternelle. Et c'est ainsi que, pour cesser d'être chrétien, il
a dû cesser d'être homme, afin de n'être plus obligé de
penser, de juger, d'aimer, de craindre et d'espérer
comme le reste des hommes. Horreur! Malédiction!
La mort et le jugement mettent le sceau à sa dégradation et à son malheur infini.

O Religion sainte ! garde donc nos intelligences et
nos cœurs, et, transformant pour nous les foudres
vengeresses en rayons de grâces, parfume toujours
nos plaisirs terrestres des jouissances célestes ; adoucis-

nous l'amertume de la douleur par les consolations de l'espérance, et fais-nous de la mort l'artisan de notre perfection et de nos mérites, et la portière qui nous ouvre le séjour de la gloire et de la félicité éternelles.

CHAPITRE IV.

Conclusion. — De l'union de la Médecine et de la Religion pour le bonheur de l'homme.

La médecine proprement dite n'a qu'une puissance bien restreinte sur un domaine fort étroit.

Unie à la pratique de l'hygiène, elle voit son champ d'action s'élargir et son efficacité devenir plus réelle et plus assurée.

Toutefois, si par préjugé anti-religieux, le médecin renonce à mettre en jeu les forces morales supérieures de l'homme et ne veut demander ses médicaments qu'à l'officine du pharmacien, il méconnaît la nature humaine, ses besoins, ses aspirations, ses ressorts et sa vie ; il limite sa puissance, se prive de ressources immenses, et se condamne à être, par sa faute, incomplet ou même nul dans une foule de circonstances.

Mais je prévois une objection : « La Religion, nous dira le médecin, ne nous regarde pas, c'est votre affaire. » Expliquons-nous, Docteur. Voulez-vous dire qu'il ne vous convient pas plus d'usurper les fonctions du sacerdoce qu'il ne convient au prêtre d'usurper les fonctions de la médecine? D'accord, ce n'est point ce que nous vous demandons. Mais prétendez-vous exclure systématiquement l'influence religieuse de votre science et de vos rapports avec vos malades? Soit encore : mais alors vous pourrez être savant en chimie, en anatomie, en pathologie, nous vous l'accorderons volontiers ; aussi ne pourrez-vous nous refuser le droit de vous dire : Vous vous posez en adepte ou même en docteur du matérialisme et de l'irréligion, et vous ne pratiquez pas l'art de guérir. Est-ce là le but de votre belle profession? »

La médecine est un art bien utile, bien nécessaire à l'humanité souffrante : c'est l'art de guérir, du moins de soulager ses cruelles et inombrables infirmités. Mais c'est un art bien difficile, qui s'appuie sur la connaissance approfondie du corps humain et des éléments qui peuvent agir sur sa constitution et sur son état, qui exige dès lors une science étendue, variée, sûre d'elle-même.

Ainsi, qu'on nous permette cette comparaison : le ministère sacerdotal est, pour ne rien dire de plus, un art non moins utile, non moins nécessaire à l'humanité, car c'est l'art de guérir ou du moins de diminuer ses vices, qui sont les maladies de l'âme ; c'est donc aussi un art bien difficile ; car il s'appuie sur la connaissance approfondie de l'âme, de Dieu et des liens qui les unissent. Mais le prêtre peut-il traiter sagement les maladies de l'âme sans avoir quelques notions des maladies du corps? Non, car il n'est ni vrai, ni juste ni bon de

considérer l'âme vivant dans le corps, comme si elle
vivait en elle-même d'une vie purement spirituelle.
Nous l'avons montré au commencement de cet opus-
cule, l'union de l'âme et du corps est en nous si profonde et si intime, que la nature humaine qui résulte
de leur composition est une nature mixte, complexe,
mais essentiellement une, et que, parmi tous ses actes,
il n'y en a point qui soit exclusivement du corps ou
de l'âme isolés, qui soit purement spirituel et purement
corporel, sans mélange de l'un et de l'autre, mais que
tous sont le produit de l'activité ou du moins du concours combiné des deux. Ainsi la pensée influe sur la
digestion, et, réciproquement, la digestion, sur la pensée ; ainsi la constitution physique détermine souvent
la prédominance des inclinations, et favorise de la
sorte la pratique de la vertu et du vice, et réciproquement la pratique de la vertu et les mauvaises habitudes agissent diversement sur l'organisme corporel,
accentuent et fortifient ses penchants désordonnés.
Les maladies changent les idées, le caractère et les
mœurs, et, par contre aussi, les mœurs et le courant
des idées peuvent engendrer dans le corps les désordres
les plus graves.

Donc, encore une fois, le prêtre ne peut pas étudier
l'âme comme si elle vivait en elle-même d'une vie
tout à fait spirituelle. S'il veut la connaître exactement et la traiter sagement, il faut qu'il l'étudie dans
sa vie véritable, dans ses rapports avec le corps , et
qu'il formule ses conseils et ses prescriptions, en te-

nant compte de l'influence corporelle qu'elle subit forcément. Par conséquent, il est des cas où il doit même renvoyer ses malades au médecin, et combiner le traitement spirituel avec un traitement médical bien entendu. C'est la seule méthode sage qui puisse satisfaire aux besoins reconnus et amener ordinairement le triomphe de la vertu sur le vice.

Pareillement, le médecin ne peut pas avoir la vraie science du corps, s'il ne le considère qu'en lui-même et indépendamment de son union avec l'âme ; car le corps n'a pas de vie corporelle propre ; c'est l'âme qui le fait vivre. Tout système qui ne voit dans le corps humain qu'un organisme matériel, constitué par une combinaison d'éléments chimiques, est faux et ne peut donner qu'une science incomplète et mensongère par une foule d'endroits. Le médecin qui n'étudie l'homme qu'avec le scalpel, dans un cadavre et dans la structure physique de ce cadavre, n'aura jamais que des idées fausses sur le mystère de la vie et ne connaîtra jamais le secret d'un grand nombre de ses maladies, ni le traitement rationnel auquel il faut les soumettre. Il pourra ne voir dans l'homme que ce qu'il désire et comme il le désire ; il ne le verra pas certainement lui-même tel qu'il est constitué.

Les vrais grands médecins ont l'esprit plus large et plus indépendant des préjugés d'école et d'époque : capables de se soutenir de leurs propres forces et ne recherchant le succès que dans une science de bon aloi et dans une possession plus certaine et plus complète de la vérité, ils se tiennent sur la rive, abandonnant au courant de l'opinion dominante les médiocrités qui ne peuvent jouir de quelques instants de popularité, auprès d'un certain monde, que par l'assurance chaleureuse avec laquelle ils condamnent les doctrines anciennes et professent les doctrines du jour.

Le vrai médecin ne cherche donc pas seulement parmi les agents matériels les causes des lésions organiques ou de l'altération des humeurs ; il ne dédaigne pas de regarder plus haut que la matière et d'en reconnaître la source parmi les causes morales dans les désordres de la volonté et des habitudes. Que de malades, en effet, qui ne peuvent attribuer leurs souffrances qu'à l'abus des plaisirs et à la vivacité des émotions qu'ils se sont données ! L'absence du sentiment religieux, du reste, rompt l'équilibre entre les facultés et les besoins de l'homme, fait un vide affreux dans son cœur et le livre sans défense et sans contre-poids à l'entraînement de ses penchants et aux séductions de la vie. De là, des âmes inquiètes, impatientes, douloureusement tourmentées et contraintes ou à se consumer dans le feu de leur activité sans objet, ou à s'abandonner à l'attrait des passions et à se précipiter dans le gouffre de toutes les douleurs, de toutes les hontes et de toutes les dégradations.

Que fera le médecin irréligieux en face de ces misérables victimes de l'impiété et de la fièvre de leurs inclinations ? Peut-être avouera-t-il l'impuissance de son art. Peut-être essayera-t-il de quelques remèdes pharmaceutiques, en recommandant plus de modération et de prudence. Vains conseils! Autant vaudrait dire aux fleuves de remonter à leurs sources. Vaines médications! Ce n'est pas même le ridicule replâtrage d'un édifice qui s'écroule, miné par les eaux. Le vrai médecin leur dira : Je ne puis pas tout seul vous guérir ; la pharmacie n'a pas tous les remèdes dont vous avez besoin ; allez au prêtre qui vous fera connaître et aimer Dieu, et puis revenez. » Et c'est là faire de la science dans le sens le plus vrai et le plus haut du mot, car, si le prêtre parvient, avec la grâce divine, à illuminer ces intelligences des clartés de la vérité, et à réveiller dans ces cœurs quelque amour de la souveraine Beauté, déjà le charme est rompu, les illusions s'évanouissent, les idées et les humeurs prennent une autre direction, les habitudes deviennent moins impérieuses ; qu'une bonne volonté soutienne ces dispositions, le retour à la vie morale est prononcé, et c'est souvent, d'un même coup, un commencement de retour à la santé. C'est à ce moment que les prescriptions médicales ne rencontrant plus d'obstacle sérieux qui les neutralise, peuvent produire des effets incontestables, confirmer et accélérer heureusement le mouvement vers une résurrection complète.

Du reste, rappelons-nous quel est, d'après le docteur Bossu, le rôle du médecin dans le traitement des maladies, et nous comprendrons qu'il n'est jamais mieux rempli que par celui qui sait toucher à propos la fibre religieuse de l'homme. « Ministre d'un art difficile, dit-il, le médecin instruit et honnête sait qu'il ne guérit pas, que tous ses efforts tendent à mettre le malade dans des conditions capables d'aider les efforts de la nature, à qui seule appartient la cure des maladies. » Or, quelles conditions plus favorables au développement des forces de la nature que la paix si profonde et si douce dont la Religion enivre les intelligences et les cœurs ! Rien de plus funeste et de plus contraire à l'action des agents thérapeutiques que le trouble des passions mal contenues, que le vers rongeur du remords. On ne saurait trop le répéter, du reste, l'homme a un besoin trop vif et trop pressant de l'ordre, de la justice et de Dieu, pour ne pas être inquiet et tourmenté tant qu'il n'est pas dans l'ordre en possédant Dieu par la fidélité à la justice. Aussi, de quelle joie il surabonde quand il peut savourer la douceur de ces trois biens essentiels à l'homme, et à la jouissance desquels est attaché son bonheur ! Est-il étonnant que ce bien-être de l'âme, que cette tranquillité dans la joie, que cette liberté sereine et délicieuse du cœur, de l'esprit et de la conscience dans l'ordre provoquent, excitent et soutiennent les efforts de la nature contre la maladie, favorisent l'action des préparations médicales, et contribuent heureusement à leur triomphe ? Et, en effet, le médecin n'a pas seulement à proscrire les causes qui ont engendré la maladie, à supprimer ou à éloigner celles qui l'entretiennent ; bien qu'il ne guérisse pas lui-même, il a, cependant un rôle actif à remplir pour aider la nature à recouvrer la santé. Ainsi, il faut tantôt qu'il calme et apaise l'irritation, l'inflammation des organes qui se consument dans un excès de chaleur, tantôt qu'il stimule leur énergie, qu'il leur donne du ton, pour qu'ils soient capables de surmonter la force du mal et d'en éliminer le principe. Or, nous l'avons dit, l'un des plus puissants ressorts de la nature humaine, c'est incontestablement le sens religieux, et l'un des moyens les plus efficaces pour le mettre en jeu, c'est aussi, certainement, l'influence des pratiques religieuses catholiques. Que le médecin, par lui-même ou par le prêtre, fasse donc appel à cette force merveilleuse, la Religion devient, pour le corps lui-même, un calmant, un excitant, un révulsif d'une efficacité souvent admirable. Les malades qui se laissent pénétrer de son esprit, surtout après de longues années d'infidélité, se sentent comme renaître à une vie nouvelle, et l'énergie morale qu'ils en reçoivent les met en état de dominer l'intensité du mal, de se soutenir contre les défaillances corporelles, et de laisser aux forces les plus abattues par une crise, le temps de se relever et de se rétablir.

Qui ne voit donc, encore une fois, quel précieux concours la Religion doit prêter à la médecine dans le traitement des maladies ? D'une part, le médecin peut aider puissamment le prêtre dans l'exercice de son ministère, pour la guérison et pour le salut des âmes ; de l'autre, le prêtre peut, non moins heureusement, seconder le médecin dans le ministère difficile de la guérison des corps. Que conclure? Le médecin et le prêtre doivent se donner la main et se tenir unis, nous dirions presque comme l'âme et le corps, afin de se succéder efficacement, tour à tour, au chevet des malades, dans le double but de la santé de leurs corps et de la santé de leurs âmes.

OUVRAGE DU MÊME AUTEUR :

LA MAIN DE L'HOMME

ET LE DOIGT DE DIEU

DANS LES MALHEURS DE LA FRANCE

A **Paris** : chez Ch. DOUNIOL & Cie, Editeurs-Libraires.

Et à **Uriage** : chez l'Auteur.

Grenoble, typ. et lith. Rigaudin & Lassagne.

BIBLIOTHEQUE NATIONALE DE FRANCE

3 7531 00388726 3

www.ingramcontent.com/pod-product-compliance
Ingram Content Group UK Ltd.
Pitfield, Milton Keynes, MK11 3LW, UK
UKHW021020140726
13695UKWH00001B/373